Mes recettes
pour une ménopause en douceur

Hélène Mailleux
NATUROPATHE

Mes recettes *pour une ménopause en douceur*

Cuisine et conseils bien-être
pour des hormones en harmonie

PHOTOGRAPHIES
Atelier Chez Elles

ILLUSTRATIONS
Léa Morineau

KITCHEN thérapie | SOLAR
Les recettes du bien-être

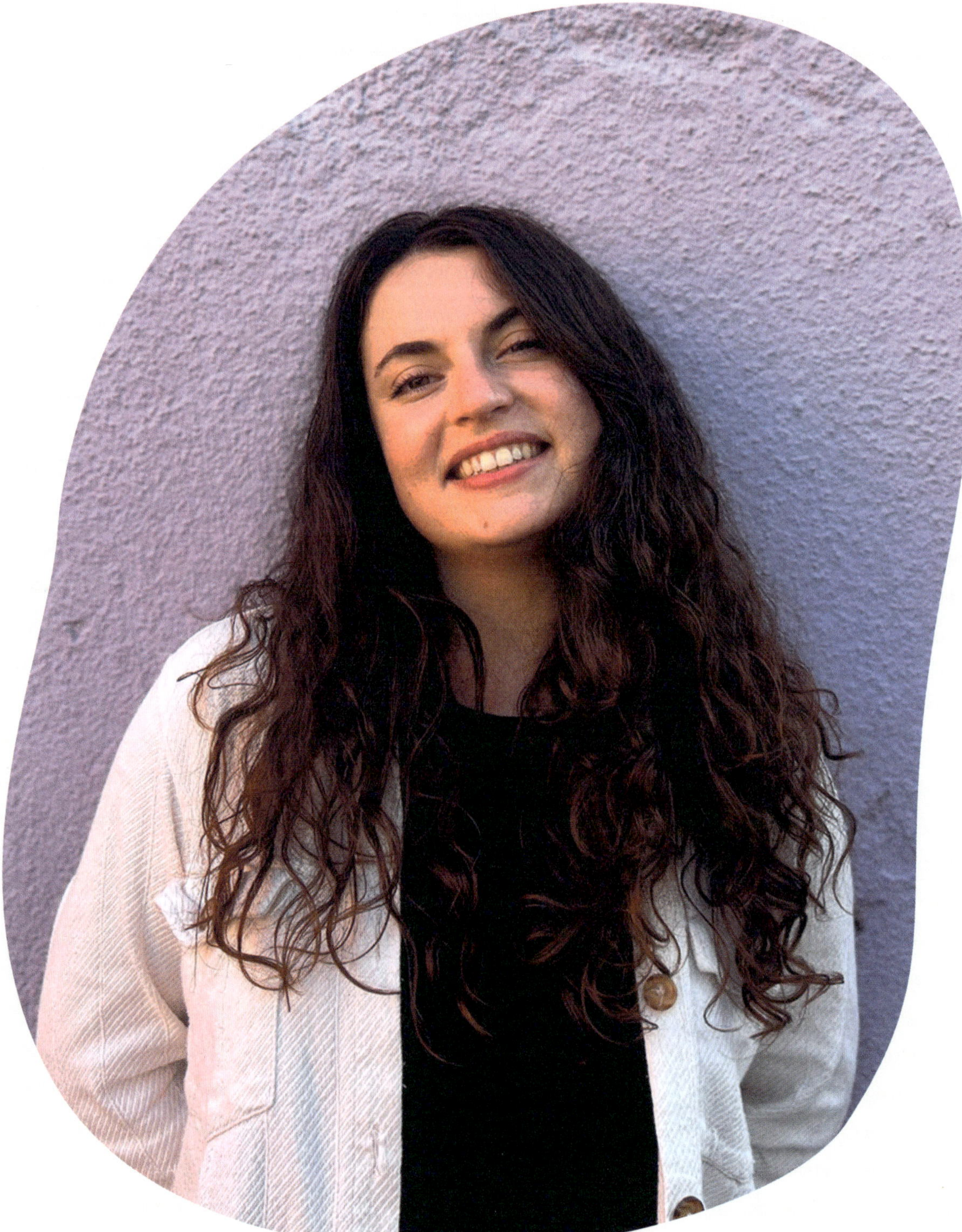

ÉDITO

Écrire un livre sur la ménopause à 28 ans ? Ça peut paraître surprenant, je l'admets. Même si la ménopause n'est pas encore un sujet personnel, elle touche chaque femme à un moment de sa vie et je vois combien elle peut bouleverser mes patientes et les femmes que je connais. On en parle peu, c'est un sujet tabou. Pourtant, elle peut s'accompagner de nombreux désagréments et d'une vraie sensation d'être incomprise.

Le silence autour de la ménopause fait écho à une réalité plus vaste : dans notre société, la place des femmes semble se rétrécir avec l'âge. Après 50 ans, c'est comme si la vie devait s'arrêter, comme si les femmes devaient disparaître, devenir invisibles. Pourtant, c'est un moment où la force des femmes, leur expérience et leur résilience méritent d'être célébrées. Chaque étape de la vie a sa propre richesse, et la ménopause ne fait pas exception.

Ce livre est également né de mon expérience en tant que naturopathe. La majorité des femmes que j'accompagne sont en période de ménopause. Elles viennent me voir avec des préoccupations variées : bouffées de chaleur, troubles du sommeil, prise de poids, sécheresse vaginale, sentiment de perte d'énergie... Ensemble, nous travaillons pour déterminer les causes de ces symptômes (carences micronutritionnelles, dysbiose intestinale, déséquilibre hormonal...) afin de les atténuer. La naturopathie aide à retrouver un équilibre et à se sentir bien dans son corps et son esprit. J'ai donc voulu réunir dans ce livre les outils qui permettent de gérer au mieux cette période, notamment à travers l'alimentation. Au fil des pages, vous trouverez également des stratégies naturopathiques à mettre en place en parallèle de votre alimentation pour vous accompagner durablement (activité physique, gestion du stress, phytothérapie...).

Ce livre est mon geste pour vous dire que vous n'êtes pas seule, que vous êtes puissante, peu importe votre âge. Je vous offre des conseils pour soulager les symptômes de la ménopause grâce à l'alimentation, en prenant soin de votre santé tout en conservant ce qui est essentiel : le plaisir de manger. Parce qu'il est possible de se faire du bien tout en savourant chaque bouchée.

Hélène Mailleux

SOMMAIRE

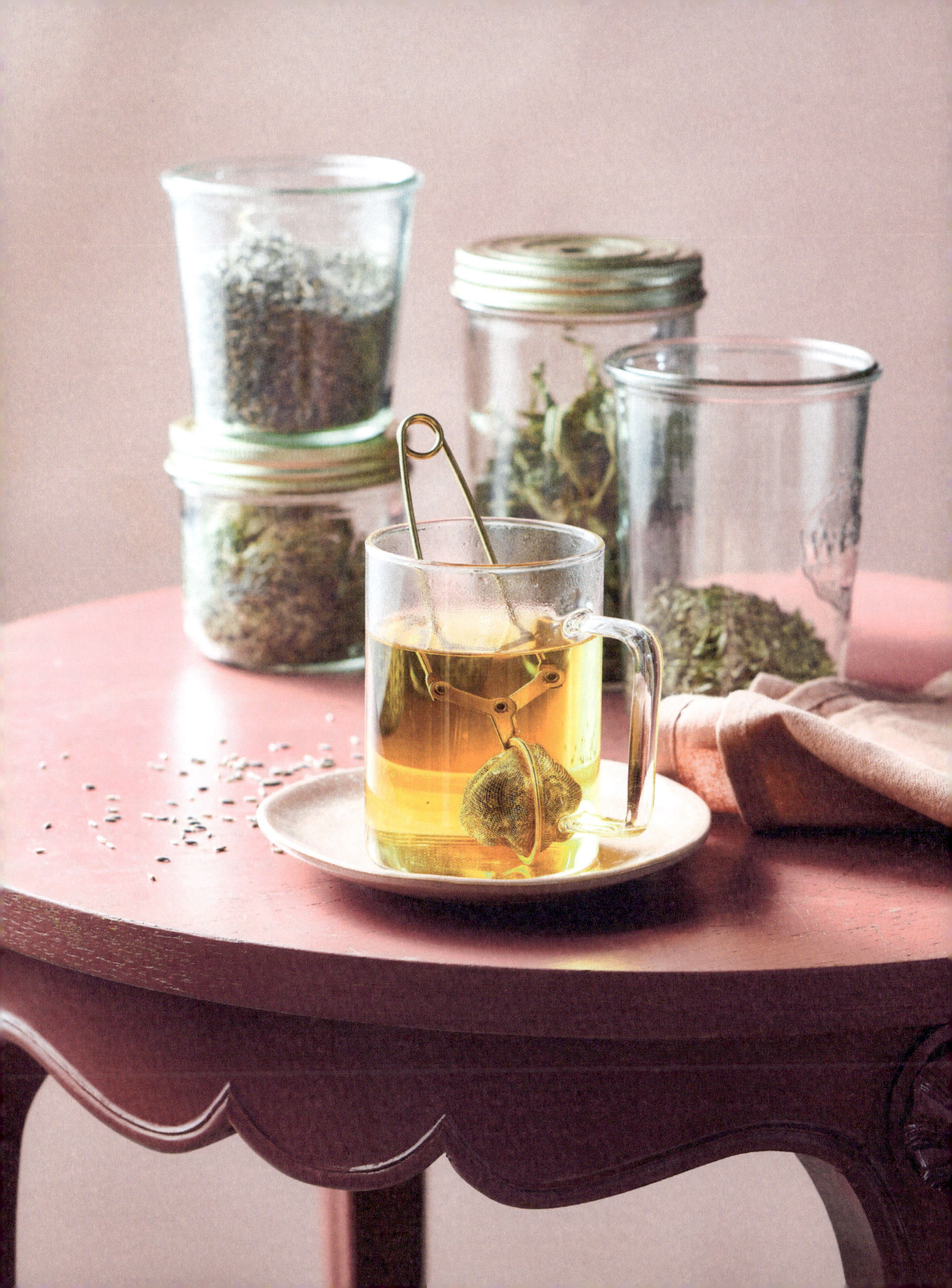

Comprendre *la ménopause*

La ménopause est un processus physiologique naturel touchant toutes les femmes. C'est le résultat d'une série de modifications hormonales marquant la fin de la période de fertilité. Elle est marquée par la baisse de production de progestérone puis d'œstrogènes qui arrête progressivement la production d'ovules et donc les menstruations.

PÉRIMÉNOPAUSE, PRÉMÉNOPAUSE ET MÉNOPAUSE

La **préménopause** fait référence à l'ensemble des modifications physiques et mentales qui se produisent avant l'arrivée de la **ménopause**. La **périménopause** représente la période entourant l'arrêt des règles, englobant l'année précédant et suivant cet événement. Elle peut durer plusieurs années et se termine un an après le dernier cycle menstruel. On considère alors qu'une femme est ménopausée.

Pour bien comprendre la ménopause, il faut s'intéresser au fonctionnement du cycle ovarien. Ce cycle est organisé par les follicules présents dans les ovaires, dont voici les différentes étapes :

1. L'un des follicules arrive à maturité et libère un ovocyte.
2. L'ovaire sécrète alors des œstrogènes qui épaississent la muqueuse utérine pour accueillir une potentielle grossesse.
3. Vers le 14e jour, le follicule éclate pour libérer l'ovocyte, provoquant l'ovulation.
4. La progestérone entre alors en jeu, inhibant la prolifération des cellules de la muqueuse utérine et la préparant à la nidation.
5. En l'absence de fécondation, une chute de la progestérone, couplée à une faible production d'œstrogènes, déclenche les règles.
6. À mesure que le stock de follicules ovariens diminue, la production de progestérone cesse, entraînant l'arrêt de la production d'œstrogènes. Les menstruations s'arrêtent alors.

Un sujet encore tabou

La ménopause reste un sujet malheureusement encore tabou, notamment dans la société française où la valeur des femmes est souvent restreinte à leur âge et à leur fertilité. Elle n'est pas toujours simple à envisager positivement, car c'est une période de solitude où beaucoup de femmes ont honte de ce qui leur arrive. Cela pousse à ne pas en parler et à ne pas comprendre ce qui se passe.

La ménopause est largement considérée comme la fin d'une période de la vie. Si on s'intéresse à d'autres cultures et à la médecine traditionnelle chinoise, par exemple, l'arrêt des menstruations est appelé « second printemps », ce qui sous-entend un renouveau et le début d'une nouvelle période de la vie.

C'est une période de transition qu'il est tout à fait possible de bien vivre et d'accompagner au mieux en complément de son suivi médical. La ménopause peut aussi être synonyme de libération, de soulagement et d'apaisement. Je pense notamment aux femmes souffrant de syndrome prémenstruel, d'endométriose, d'adénomyose et de tous les troubles liés aux menstruations.

La ménopause est l'occasion de repenser ses habitudes et d'en créer de nouvelles pour vivre cette période en douceur. L'objectif de cet ouvrage est de penser la ménopause par l'assiette en apportant des nutriments et micronutriments essentiels à la gestion des différents symptômes.

LES SYMPTÔMES DE LA MÉNOPAUSE

Les symptômes de la ménopause sont très nombreux et peuvent survenir plus ou moins tôt en fonction des femmes. Parmi ces symptômes, nous pouvons citer :

- les bouffées de chaleur
- les douleurs articulaires
- la fatigue
- les sueurs nocturnes
- les menstruations irrégulières
- l'irritabilité
- la sécheresse vaginale
- les menstruations plus abondantes
- les troubles du sommeil : réveils nocturnes, insomnies, etc.
- la prise de poids
- l'incontinence

Ce qu'il faut savoir sur la prise de poids

Une première chute hormonale s'observe souvent aux alentours de 40 ans : on parle de « périménopause ». Les symptômes sont identiques à ceux de la préménopause, mais généralement plus doux. Pour pallier cette chute hormonale, l'organisme met en place un processus physiologique complètement naturel et tout à fait sain : la prise de poids.

En effet, le tissu adipeux (graisseux) agit comme un relais hormonal. Il permet la production d'œstrogènes. De nombreuses femmes que je rencontre en consultation de naturopathie ou dans mon quotidien s'opposent à cette prise de poids en tentant à tout prix de restreindre leur alimentation, de faire plus d'activité physique, de supprimer des catégories d'aliments, etc. Elles tombent alors dans un cercle vicieux où les symptômes de la ménopause seront très marqués. Alors que si on laisse ces kilos s'installer, le tissu adipeux amoindrit la chute hormonale et les symptômes sont allégés, voire complètement annulés chez certaines femmes.

Il y a également d'autres pistes à explorer lorsqu'une prise de poids s'installe : je remarque notamment en consultation une réduction de l'apport en protéines animales et végétales et un mode de vie plus sédentaire.

La ménopause peut également engendrer des troubles liés aux modifications hormonales tels que l'ostéoporose, les maladies cardiovasculaires, le diabète, la dépression, les problèmes urinaires...

Dans cet ouvrage, je vais vous guider avec des recettes élaborées spécifiquement pour les symptômes de la ménopause et la prévention des risques liés. Toutes ces recettes sont anti-inflammatoires et vont aider à accompagner l'équilibre hormonal. Vous y trouverez des nutriments et micronutriments indispensables pour vivre cette période sereinement tout en vous faisant plaisir.

LA GESTION DU STRESS PENDANT LA MÉNOPAUSE

Pendant la ménopause, les fluctuations hormonales peuvent affecter le système nerveux, augmentant la sensibilité au stress chez certaines femmes. Les symptômes eux-mêmes (bouffées de chaleur, troubles du sommeil, troubles de l'humeur) peuvent également contribuer à ce stress.
Sa gestion est donc primordiale pour vivre sereinement cette période de transition. Voici quelques conseils pour l'apaiser.

Gérer son temps et ses engagements

N'ayez pas peur de dire non aux engagements non essentiels et de vous accorder des instants pour vous-même. Il est indispensable de savoir se reposer et se détendre. Peu importe ce que cela signifie pour vous : une balade dans la nature, du bricolage, du jardinage, des moments de qualité avec vos proches, de la lecture, du temps passé à cuisiner… Ces occasions aident à réduire le stress en évitant la surcharge et en vous permettant de vous consacrer à des activités apaisantes.

Adopter une alimentation variée et équilibrée

C'est principalement l'objet de cet ouvrage. Une alimentation saine aide à réduire le stress pendant la ménopause, en évitant certains aliments comme ceux riches en sucre et en graisses saturées pouvant en aggraver les symptômes, et en privilégiant les aliments riches en nutriments et micronutriments.

Rechercher un soutien social

Il est précieux pendant la ménopause. Comme je le disais précédemment, c'est encore un sujet tabou. Soyez actrice pour partager vos préoccupations, vos expériences, vos difficultés et vos réussites avec les personnes qui vous entourent.
Le simple fait de parler de ce que vous pouvez ressentir pourra vous aider à soulager le stress qui en découle et vous vous sentirez moins seule dans cette phase de transition.

La respiration et la cohérence cardiaque

Cet exercice favorise la détente du corps et de l'esprit, aidant à soulager les tensions et l'anxiété. Cette pratique de gestion du stress et des émotions entraîne de nombreux bienfaits en matière de bien-être physique, mental et émotionnel. Elle est idéale pour harmoniser les battements du cœur, gérer ses émotions, mais également améliorer sa digestion.

La technique utilisée pour réaliser la cohérence cardiaque, la respiration ventrale, permet de stimuler le nerf vague, principal nerf de la relaxation qui influe sur tous les organes digestifs. Cela active le système nerveux parasympathique, responsable de la digestion. Au contraire, lorsque nous sommes en situation de stress, les hormones du stress inhibent le système nerveux parasympathique et nous mettent en état d'alerte, faisant appel au système nerveux sympathique.

Pratiquer la cohérence cardiaque avec la méthode 3-6-5

3 fois par jour : matin, midi et soir

6 respirations par minute

pendant 5 minutes

Cela revient à faire des inspirations de **5 secondes** par le nez en gonflant le ventre puis des expirations de **5 secondes** par la bouche en rentrant le ventre, pendant **5 minutes**.

Pour la pratique, vous pouvez compter ces inspirations et expirations ou utiliser des applications telles que Petit Bambou (version gratuite) ou RespiRelax+ (gratuite également).

Maintenir une activité physique régulière

L'exercice et le mouvement sont des moyens de réduire le stress en libérant des endorphines, hormones du bien-être. Ces dernières contribuent à améliorer l'humeur. Lorsque l'on parle d'activité physique, on a tendance à penser à des activités physiques intenses, voire compétitives. C'est pour cela que je préfère le terme « mouvement », qui sous-entend une approche plus douce. Choisissez une activité que vous aimez pour pouvoir la pratiquer de manière régulière en y prenant plaisir.

LE MOUVEMENT ET L'ACTIVITÉ PHYSIQUE PENDANT LA MÉNOPAUSE

La sédentarité rend malade, toutes les études scientifiques se rejoignent sur ce sujet. C'est un facteur de risque majeur de maladies cardiovasculaires, de perte de densité osseuse, de prise de poids, d'obésité et de troubles métaboliques. Je vous propose ici des solutions concrètes pour (ré)intégrer une activité physique régulière afin de bien vivre la ménopause.

Les bienfaits de l'activité physique en période de ménopause

Réduction des bouffées de chaleur et des symptômes vasomoteurs grâce à l'amélioration de la thermorégulation corporelle.

Gestion du poids et du métabolisme : l'activité physique contribue à réguler le poids et à maintenir un métabolisme sain, ce qui peut aider à accompagner la prise de poids associée à la ménopause.

Préservation de la masse osseuse : en particulier avec les exercices de résistance et de charge contribuant à maintenir la densité osseuse et à réduire le risque d'ostéoporose.

Amélioration de l'humeur et du bien-être mental : l'activité physique stimule la libération d'endorphines, les hormones du bonheur, ce qui aide à réduire le stress, l'anxiété et les symptômes dépressifs associés à la ménopause.

Quel type d'activité physique choisir ?

Je vous recommande trois types d'activités physiques pendant la ménopause. Laissez libre cours à ce qui vous fait envie pour tester, apprendre et découvrir au fil de vos envies :

1. **Les exercices de cardio** comme la marche rapide, la course à pied, la natation et le vélo sont excellents pour renforcer le cœur et améliorer l'endurance.
2. **Le renforcement musculaire** avec des poids libres, des bandes de résistance et des exercices au poids du corps pour aider à maintenir la masse musculaire et renforcer la structure osseuse.
3. **Les exercices de flexibilité et d'équilibre** comme le yoga, le Pilates, le tai-chi pour développer la souplesse, l'équilibre, améliorer la posture et gérer le stress quotidien.

LIMITER L'EXPOSITION AUX PERTURBATEURS ENDOCRINIENS

Les perturbateurs endocriniens sont des substances chimiques capables d'interférer avec le fonctionnement du système endocrinien, qui régule la production et la libération des hormones dans le corps. Ces substances peuvent imiter, bloquer ou altérer l'action des hormones naturelles.
Plusieurs études ont examiné le lien entre l'exposition aux perturbateurs endocriniens et les symptômes de la ménopause : bouffées de chaleur, douleurs articulaires, sécheresse vaginale.
Une étude publiée dans le journal *Environmental Health Perspectives** a révélé que les femmes exposées à de fortes quantités de perturbateurs endocriniens comme les phtalates et les bisphénols étaient plus susceptibles de souffrir de bouffées de chaleur et de sueurs nocturnes. De même, ces substances peuvent affecter la santé des tissus vaginaux et contribuer à accentuer la sécheresse vaginale. Ces substances, que l'on retrouve dans les cosmétiques conventionnels, les parfums et les emballages en plastique alimentaires et non alimentaires, peuvent perturber l'équilibre hormonal et aggraver les symptômes vasomoteurs associés à la ménopause.
Des recherches** montrent que les produits chimiques présents dans les plastiques et les pesticides peuvent contribuer à l'inflammation chronique et aux douleurs articulaires. Une autre étude publiée dans *Environmental Research* a mis en évidence un lien entre l'exposition aux pesticides et un risque accru de douleurs articulaires chez les femmes ménopausées.

Mes conseils pour limiter les perturbateurs endocriniens dans son quotidien

1

Changez votre routine cosmétique et de maquillage

Les cosmétiques industriels sont remplis de perturbateurs endocriniens. À titre d'exemple, voici comment on les identifie dans les listes d'ingrédients (INCI) des cosmétiques : butylparaben, propylparaben, methylparaben, ethylparaben, diethyl phtalate, phthalic acid, BHA, triclosan, résorcinol, methylchloroisothiazolinone, ethylhexyl methoxycinnamate, etc. Il existe de nombreuses marques alternatives aux produits conventionnels. Pour en citer quelques-unes que je connais : Lily Lolo, Avril Cosmétiques, Zao, Couleur Caramel, Lavera...

2

Utilisez des produits de nettoyage écologiques

De nombreux produits de nettoyage conventionnels contiennent des perturbateurs endocriniens. Privilégiez les produits certifiés écologiques ou des solutions naturelles comme le vinaigre blanc, le bicarbonate de soude, le savon noir, etc.

3

Évitez les plastiques contenant du bisphénol A (BPA)

On le trouve notamment dans les emballages alimentaires et non alimentaires en plastique. Choisissez, autant que possible, des contenants en verre, en acier inoxydable ou des matériaux sans BPA pour stocker les denrées alimentaires.

*https://www.sciencedirect.com/science/article/pii/S0048969721072880

**https://ehp.niehs.nih.gov/doi/10.1289/isee.2021.P-441

4 Évitez les ustensiles et les contenants en aluminium

Pour cuisiner, privilégiez les ustensiles en Inox. Pour conserver les aliments, choisissez plutôt des récipients en verre ou des bocaux. Il existe aussi le *bee wrap*, un emballage alimentaire à base de cire d'abeille bio et de coton bio (veillez à ce qu'il soit certifié GOTS et Oeko-tex 100).

5 Réduisez votre exposition aux produits chimiques dans la maison

Les produits chimiques présents dans les meubles, les revêtements de sol et les peintures peuvent également être des perturbateurs endocriniens. Choisissez des produits sans composants nocifs et aérez régulièrement votre habitat pour réduire votre exposition.

6 Privilégiez une alimentation bio

Les pesticides utilisés dans l'agriculture conventionnelle peuvent contenir des perturbateurs endocriniens. Consommez, autant que possible, des aliments bio pour réduire votre exposition à ces pesticides.

LA NATUROPATHIE EN RENFORT DE LA MÉNOPAUSE

Les défis que les femmes rencontrent pendant cette période de transition représentent un sujet majeur dans mon métier de naturopathe. C'est une phase qui peut être accompagnée de nombreux symptômes comme j'ai pu l'expliquer précédemment et comme vous, lectrice, le vivez peut-être au quotidien.

La naturopathie offre une approche holistique et personnalisée du bien-être pour vous aider à traverser cette période avec plus de confort et de sérénité. En travaillant ensemble, nous pouvons créer un plan de suivi qui répond à vos besoins spécifiques, en tenant compte de vos antécédents médicaux, de vos symptômes et de votre mode de vie.

Grâce à des méthodes naturelles et en complément de votre suivi médical, la naturopathie vous aidera à retrouver votre équilibre hormonal.

En combinant ces approches avec des recettes saines et savoureuses, vous pouvez soutenir votre bien-être hormonal et vivre cette période de transformation sereinement.

La ménopause *par l'assiette*

Je vous invite à présent à découvrir une sélection de recettes conçues pour accompagner la ménopause. Bien plus qu'un simple arrêt des menstruations, c'est une opportunité pour repenser sa relation à l'alimentation et revitaliser son corps avec des aliments bien-être.

Plutôt que de supprimer des catégories d'aliments, la naturopathie vise à ajouter des aliments bruts et vivants dans l'alimentation pour faire le plein de vitamines, de minéraux et de nutriments essentiels, soutenant l'énergie, le système immunitaire et l'équilibre hormonal.

Dans cette optique, nous mettons l'accent sur certains nutriments clés : protéines, fibres, calcium, vitamines D et K, magnésium, oméga 3 et zinc sont autant de piliers à prendre en compte dans vos choix alimentaires. Ces aliments permettront de produire et de synthétiser des hormones pour pallier la chute des œstrogènes et de la progestérone, responsables des symptômes de la ménopause.

Au fil des recettes, vous découvrirez comment intégrer ces nutriments indispensables dans des recettes gourmandes et créatives. Que vous recherchiez des plats réconfortants, des smoothies énergisants ou des assiettes simples pour le quotidien, j'ai veillé à ce que chaque recette soit non seulement savoureuse mais aussi bénéfique à votre bien-être général.

LES NUTRIMENTS À INTÉGRER DANS L'ASSIETTE

Un apport suffisant en protéines

Maintenir un apport suffisant en protéines est important pour le bien-être musculaire et osseux, la gestion du poids et la régulation hormonale. L'apport en protéines contribue à préserver la masse musculaire pendant la ménopause, favorisant une composition corporelle et une force musculaire optimales. Les protéines sont également essentielles au bien-être osseux, car elles fournissent les acides aminés nécessaires à la formation et à la réparation du tissu osseux.

En raison des changements métaboliques et hormonaux, la gestion du poids peut devenir compliquée pendant cette période. Un apport adéquat en protéines permet de stabiliser la glycémie, d'augmenter la satiété et également de favoriser la production des neurotransmetteurs, ces messagers chimiques qui influent sur notre humeur, notre motivation, notre sommeil, etc.

Calculez vos besoins en protéines

1 ou 2 grammes par kilo de poids

Exemple pour une femme qui pèse 75 kg :

75 × 1 = 75 g
à
75 × 2 = 150 g

de protéines par jour à répartir sur les différents repas.

Teneur en protéines

1 œuf	6 g de protéines
100 g de fromage blanc (de brebis ou de chèvre)	7 g de protéines
100 g de skyr (de brebis ou de chèvre)	10 g de protéines
100 g de poissons gras (sardine, maquereau, hareng, saumon, etc.)	13 g de protéines
100 g d'oléagineux	15 g de protéines
100 g de viande blanche (poulet, dinde)	20 g de protéines
100 g de fromage	20 g de protéines

Vous trouverez une liste d'aliments plus détaillée en p. 38.

Attention à ne pas confondre la portion d'aliment avec la quantité réelle de protéines. Par exemple, 100 grammes de poulet, de lentilles ou de tofu ne contiennent pas 100 grammes de protéines. En réalité, 100 grammes de poulet apportent 20 à 23 grammes de protéines, tandis que 100 grammes de lentilles cuites en apportent environ 9 grammes. Chaque aliment est composé d'eau, de fibres, de lipides ou d'autres nutriments, ce qui réduit la teneur en protéines. Il est donc essentiel de diversifier les sources pour répondre aux besoins de l'organisme.

Consommer plus de fibres

Les fibres jouent un rôle important dans le maintien de la santé digestive : elles aident à réguler le transit intestinal et préviennent la constipation tout en favorisant un microbiote intestinal sain (elles contiennent des prébiotiques, qui sont la nourriture des probiotiques présents dans les intestins). Les fluctuations hormonales de la ménopause pouvant ralentir le transit intestinal, les fibres ont toute leur importance pendant cette période.
Les fibres ont la capacité de réguler le taux de sucre sanguin tout en augmentant la sensation de satiété, ce qui s'avère utile dans la gestion du poids. Je vous renvoie tout de même à la partie « Ce qu'il faut savoir sur la prise de poids » (p. 10) évoquée plus haut.

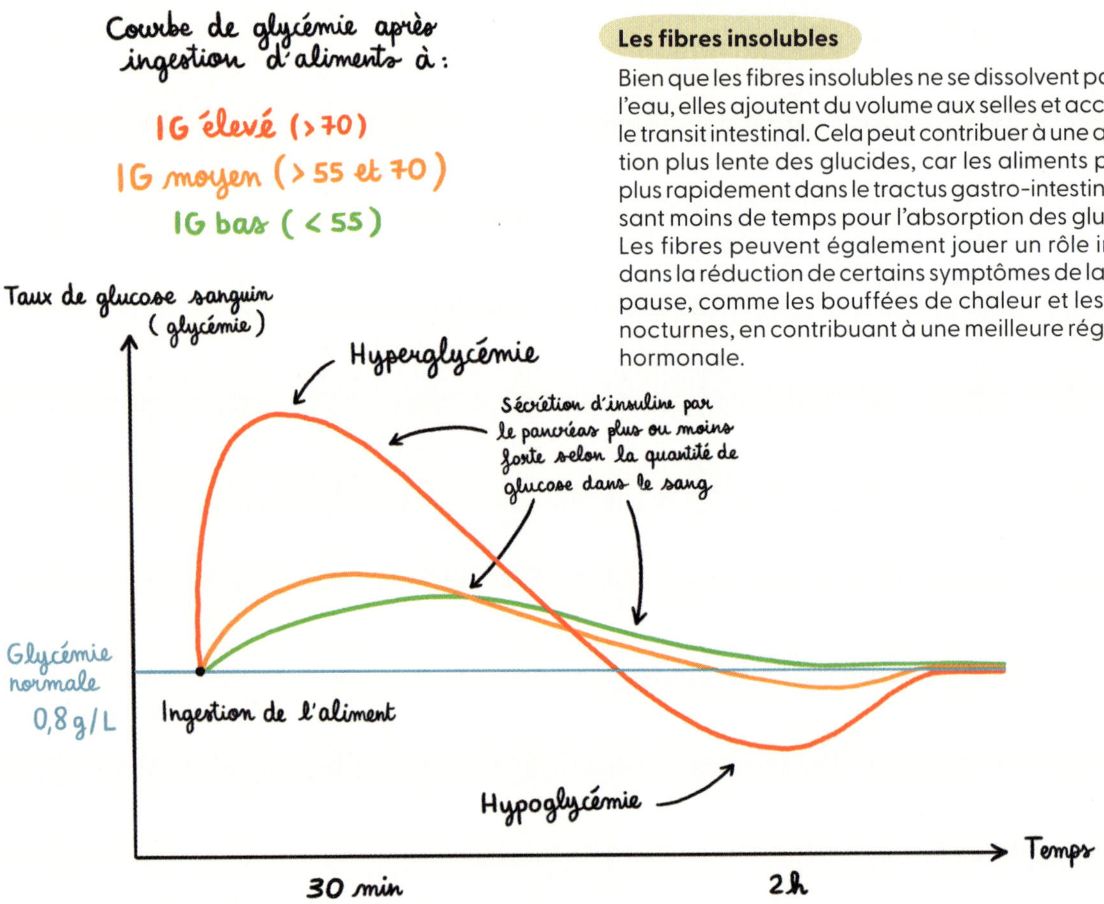

Les fibres solubles

Les fibres permettent d'abaisser l'index glycémique (IG) des aliments consommés. Les fibres, en particulier les fibres solubles, ralentissent la digestion et l'absorption des glucides dans l'intestin. Elles sont présentes dans des aliments tels que l'avoine, les légumineuses, les pommes et les agrumes. Au contact de l'eau, les fibres solubles se dissolvent pour former une substance gélatineuse qui ralentit le passage des aliments dans le système digestif, et donc l'absorption du glucose dans le sang.
Les fibres solubles aident ainsi à prévenir les pics rapides de glucose sanguin après un repas. Au lieu d'une montée brusque et élevée de la glycémie, l'augmentation est plus lente et plus modérée. Cela permet de maintenir un taux de glucose sanguin plus stable et donc d'éviter les coups de barre et les fringales.
La ménopause est associée à une augmentation du risque de maladies cardiovasculaires en raison des modifications du taux d'œstrogènes. Les fibres, en particulier les fibres solubles, peuvent aider à réduire le taux de cholestérol LDL (le « mauvais » cholestérol) et à améliorer le bien-être cardiaque.

Les fibres insolubles

Bien que les fibres insolubles ne se dissolvent pas dans l'eau, elles ajoutent du volume aux selles et accélèrent le transit intestinal. Cela peut contribuer à une absorption plus lente des glucides, car les aliments passent plus rapidement dans le tractus gastro-intestinal, laissant moins de temps pour l'absorption des glucides.
Les fibres peuvent également jouer un rôle indirect dans la réduction de certains symptômes de la ménopause, comme les bouffées de chaleur et les sueurs nocturnes, en contribuant à une meilleure régulation hormonale.

Dans quels aliments trouver des fibres ?

Les fibres solubles

Elles se dissolvent dans l'eau pour former une substance gélatineuse, ce qui aide à ralentir la digestion et l'absorption des glucides. Elles sont bénéfiques pour réduire le cholestérol et réguler la glycémie.

Fruits
Pommes, agrumes (oranges, pamplemousses), fraises, poires, pêches, prunes, nectarines

Légumineuses trempées*
Haricots (blancs, rouges, noirs, romains, pintos, mungos, azukis, soja, flageolets, fèves), lentilles (vertes, brunes, noires, corail), pois chiches, pois cassés et jaunes

Légumes
Carottes, courgettes, brocolis, choux de Bruxelles, patates douces

Graines et céréales
Avoine et son d'avoine, orge, seigle, quinoa

Autres
Graines de chia, graines de lin, psyllium

*Le trempage des légumineuses permet de détruire l'acide phytique, un antinutriment naturellement présent dans les céréales, les légumes secs, les graines, les oléagineux et stocké dans l'enveloppe des graines afin de pouvoir germer. L'acide phytique bloque la disponibilité de certains micronutriments.

Les fibres insolubles

Elles ne se dissolvent pas dans l'eau et ajoutent du volume aux selles, ce qui favorise un transit intestinal plus rapide et prévient la constipation.

Fruits
Pommes (avec la peau), bananes, raisins, framboises, kiwis

Graines et céréales
Blé complet et son de blé (variétés anciennes*), pain complet (de préférence au levain**), riz brun, orge, millet, boulgour

Noix et graines
Graines de chia, graines de lin

Légumes
Haricots verts, choux (chou vert, chou rouge, chou-fleur), épinards, aubergines, choux de Bruxelles

Légumineuses trempées
Haricots (blancs, rouges, noirs, romains, pintos, mungos, azukis, soja, flageolets, fèves), lentilles (vertes, brunes, noires, corail), pois chiches

*Les céréales de variétés anciennes ne sont pas modifiées génétiquement, leur teneur en gluten est donc réduite. Elles sont plus digestes.
**Le levain prédigère le gluten et détruit l'acide phytique, ce qui rend le pain plus digeste.

Le calcium, les vitamines D et K, le magnésium, le zinc et les oméga 3

Le calcium

Les œstrogènes sont essentiels pour maintenir la densité osseuse en inhibant la résorption osseuse, un processus naturel qui libère les minéraux des os dans le sang. La baisse des taux d'œstrogènes pendant la ménopause augmente le risque de perte de densité osseuse et d'ostéoporose.

Le calcium est crucial pour la structure et la solidité des os, la prévention des fractures, les problèmes dentaires, la fonction musculaire, la communication nerveuse et le maintien de la pression artérielle. Il joue aussi un rôle dans divers processus métaboliques, y compris la gestion du poids.
pour plus d'infos, voir zoom nutrition p. 63

Le zinc

Les besoins en zinc augmentent en raison des changements hormonaux. Ce minéral joue un rôle dans la régulation des hormones en aidant notamment à produire la progestérone. Il contribue également au bien-être osseux, en soutenant la formation et la densité des os. Il intervient dans la synthèse du collagène, assurant la régénération de la peau et des cheveux. De plus, le zinc renforce le système immunitaire et soutient la fonction cérébrale, notamment la concentration et la mémoire.
pour plus d'infos, voir zoom nutrition p. 29

Les vitamines D et K

La vitamine D est essentielle à la bonne absorption du calcium, importante pendant la ménopause pour maintenir la densité osseuse et prévenir l'ostéoporose. Sans cette vitamine D, un apport suffisant en calcium sera inefficace. Elle améliore aussi la fonction musculaire, renforce le système immunitaire et aide à réguler l'humeur.

La vitamine K travaille en synergie avec la vitamine D en dirigeant le calcium du sang vers les os. Elle joue également un rôle dans la coagulation sanguine et aide à prévenir la calcification des artères.
pour plus d'infos, voir zoom nutrition p. 64

Le magnésium

Le magnésium est crucial pour le bien-être osseux, car il aide à convertir la vitamine D en sa forme active pour une meilleure absorption du calcium. Il est également important pour la fonction musculaire, puisqu'il prévient les crampes et douleurs fréquentes pendant la ménopause. De plus, il régule les neurotransmetteurs, influençant l'humeur et la transmission des signaux nerveux, tout en jouant un rôle essentiel dans la production d'énergie et la régulation du métabolisme.
pour plus d'infos, voir zoom nutrition p. 30

Les oméga 3

Les acides gras essentiels que l'on nomme oméga 3 présentent des propriétés anti-inflammatoires et antithrombotiques, primordiales pour le bien-être cardiovasculaire. Ils réduisent l'inflammation, améliorent la fonction vasculaire et régulent les lipides sanguins, diminuant le risque de maladies cardiaques. Ils favorisent aussi la densité osseuse, réduisant le risque d'ostéoporose, et soutiennent le bien-être mental en régulant l'humeur et en réduisant les symptômes de dépression et d'anxiété.

Pendant la ménopause, les propriétés anti-inflammatoires des oméga 3 aident à atténuer l'inflammation chronique, réduisant les douleurs articulaires et les bouffées de chaleur, tout en favorisant un bien-être général.
pour plus d'infos, voir zoom nutrition p. 127

L'IMPORTANCE DE LA MASTICATION ET DE L'HYDRATATION

La mastication

La digestion commence dans la bouche avec une bonne mastication, facilitant le travail des enzymes digestives et des intestins. Mâcher correctement mélange les aliments avec des enzymes salivaires, initiant la décomposition des glucides. Une mastication insuffisante oblige l'estomac à travailler plus dur, consommant plus d'énergie. Bien mâcher libère les nutriments, réduisant les problèmes digestifs et aidant à mieux réguler la faim et la satiété, ce qui favorise une meilleure gestion du poids. Prendre le temps de mâcher améliore la digestion et permet de mieux savourer les aliments.

Conseils pour une bonne mastication

- Détendez-vous avant les repas : pratiquez une séance de cohérence cardiaque (voir p. 12).
- Accordez-vous au moins 20 minutes : mangez lentement en prenant le temps de savourer chaque bouchée.
- Coupez les aliments en petits morceaux pour faciliter la mastication.
- Mastiquez 20 à 50 fois chaque bouchée selon la texture des aliments.
- Posez vos couverts entre chaque bouchée pour vous aider à manger plus lentement.
- Soyez attentive aux signaux de satiété : écoutez votre corps et arrêtez de manger lorsque vous vous sentez rassasiée, même si votre assiette n'est pas vide.
- Prenez vos repas en pleine conscience : évitez de manger devant la télévision, l'ordinateur ou le téléphone.

L'hydratation

Une bonne hydratation est essentielle à de nombreux processus vitaux, tels que la régulation de la température corporelle, le transport des nutriments, l'élimination des déchets, la lubrification des articulations, la protection des organes et l'amélioration des fonctions cognitives. Il est crucial de boire suffisamment d'eau tout au long de la journée pour maintenir une bonne hydratation et soutenir l'organisme.

Les besoins en eau varient d'une personne à l'autre. Voici comment calculer vos besoins journaliers :

Besoin en eau
= 0,03 × poids (en kg)

Par exemple, pour une femme de 75 kg, le besoin en eau est de 0,03 × 75 = 2,25 l d'eau par jour.

Conseils pour une hydratation optimale

Commencez et terminez la journée avec 1 verre d'eau.

Programmez un rappel toutes les heures sur votre téléphone ou utilisez une application de rappel d'eau.

Investissez dans une gourde à emporter partout.

Pour chaque tasse de café, thé ou tisane, buvez 1 verre d'eau.

Surveillez la couleur de vos urines tout au long de la journée.

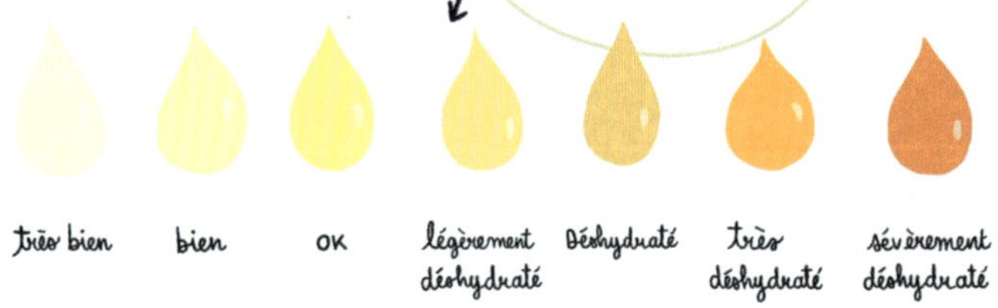

Je vous livre également la répartition des verres d'eau dans la journée, conseil qui a beaucoup porté ses fruits pendant mes consultations de naturopathie !

11 verres d'eau (25 cl) à répartir dans la journée

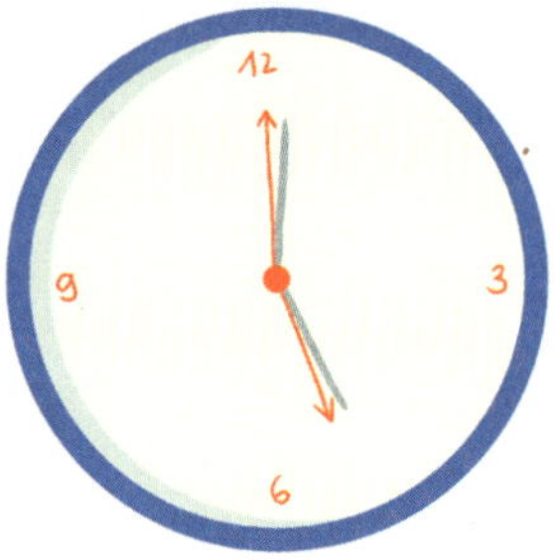

- 1 verre d'eau au réveil
- 1 verre d'eau avant le petit déjeuner
- 2 verres d'eau dans la matinée
- 1 verre d'eau avant le repas du midi
- 2 verres d'eau dans l'après-midi
- 1 verre d'eau avant le repas du soir
- 2 verres d'eau dans la soirée
- 1 verre d'eau 30 min avant le coucher

BIEN COMPOSER SON ASSIETTE

Pour garantir un apport nutritionnel optimal, la composition d'une assiette équilibrée doit inclure une variété d'aliments pour couvrir les besoins en macronutriments, micronutriments et fibres. Une assiette idéale se compose comme suit.

50 % de légumes (crus et cuits)

Les légumes fournissent une abondance de vitamines, minéraux et fibres essentiels à une santé optimale. L'objectif est de combiner une variété de légumes crus et cuits pour maximiser les bienfaits nutritionnels. Les légumes crus conservent souvent plus de vitamines et d'enzymes. Mais tout dépend de la tolérance digestive de chacun. Si vous ne supportez pas les légumes crus, privilégiez les jus de légumes frais réalisés à l'extracteur. Ils sont exempts de fibres et faciles à digérer pour les ventres sensibles. Les légumes cuits sont plus faciles à assimiler et offrent des saveurs différentes.

25 % de protéines

Les protéines sont essentielles à la construction et à la réparation des tissus, ainsi qu'au bon fonctionnement du système immunitaire. Choisissez des sources de protéines comme le poulet, la dinde, le poisson, les œufs, le tofu ou les légumineuses. Varier les sources protéiques garantit un apport complet en acides aminés essentiels.

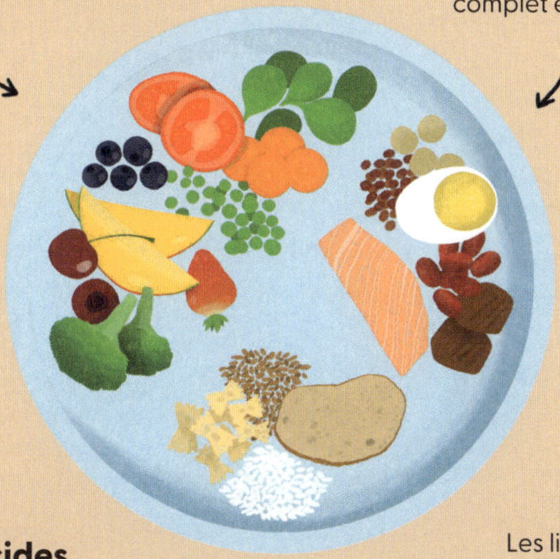

25 % de glucides

Les glucides fournissent de l'énergie. Optez pour des sources de glucides à index glycémique bas comme les céréales complètes, les légumineuses, les tubercules et les légumes racines. Ils offrent une libération d'énergie plus lente et sont riches en fibres, ce qui contribue à une meilleure satiété et à une stabilité de la glycémie.

+ des lipides

Les lipides sont nécessaires à une bonne santé hormonale, à l'absorption des vitamines liposolubles et à la santé de la peau. Privilégiez les sources de graisses saines telles que les avocats, les noix, les graines, les huiles végétales non raffinées (comme l'huile d'olive, l'huile de colza, l'huile de lin, l'huile de cameline) et les petits poissons gras riches en oméga 3.

Penser aux épices

Les épices sont un moyen efficace et naturel de soutenir votre bien-être pendant la ménopause tout en sublimant vos recettes. Voici quelques épices recommandées en fonction des symptômes.

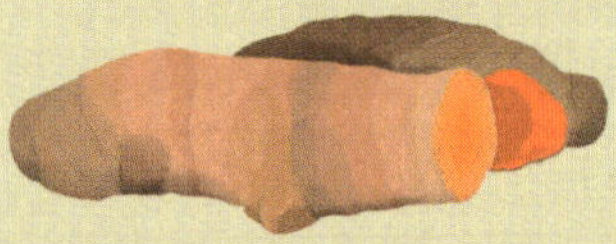

Contre les bouffées de chaleur

• Sauge • Cannelle •
• Curcuma • Gingembre •

Leurs propriétés thermorégulatrices peuvent aider à réguler la température corporelle et à réduire l'intensité et la fréquence des bouffées de chaleur.

Pour réduire l'inflammation

• Curcuma • Gingembre •
• Poivre noir • Cannelle •

Leurs propriétés anti-inflammatoires peuvent contribuer à atténuer les douleurs articulaires et musculaires ainsi que les gonflements en combattant l'inflammation chronique de l'intérieur. Il est recommandé d'associer le curcuma au gingembre pour optimiser ses effets, car la curcumine du curcuma, responsable de ses propriétés anti-inflammatoires, est activée par le gingérol du gingembre.

Pour l'humeur et le bien-être mental

• Safran • Curcuma •
• Cardamome • Cannelle •

Leurs propriétés adaptogènes peuvent aider à réguler le stress, à améliorer l'humeur et à favoriser un sentiment de bien-être mental.

Pour améliorer la digestion

• Gingembre • Cardamome •
• Cannelle • Cumin •

Leurs propriétés carminatives et digestives peuvent aider à soulager les problèmes gastro-intestinaux tels que les ballonnements, les gaz et les troubles digestifs.

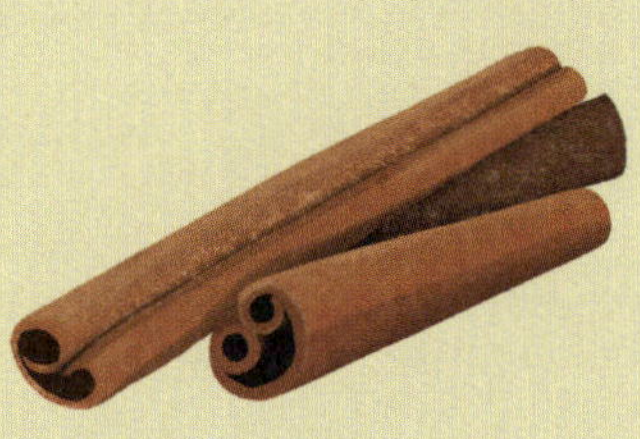

Les plantes et leurs vertus

En tisane ou ajoutées à vos recettes, les herbes aromatiques offrent de nombreuses vertus bénéfiques pendant la ménopause. Inutile de chercher bien loin, nos jardins regorgent de plantes aux multiples bienfaits !

Le romarin

possède des propriétés antioxydantes et anti-inflammatoires qui soulagent les bouffées de chaleur, améliorent la circulation sanguine et renforcent l'immunité. Il favorise également la digestion et peut aider à abaisser la glycémie.

Le thym

est une plante tonifiante et antimicrobienne qui agit sur la fatigue, l'anxiété et renforce l'immunité. Il est également efficace contre l'inflammation et peut aider à lutter contre les infections urinaires.

L'aneth

possède des propriétés antioxydantes, anti-inflammatoires et antimicrobiennes, bénéfiques à la digestion et contre les infections.

L'origan

est riche en antioxydants et en composés antimicrobiens, renforçant le système immunitaire, réduisant l'inflammation et améliorant la digestion.

Le basilic

offre des propriétés antioxydantes, anti-inflammatoires et antimicrobiennes qui protègent les cellules, réduisent l'inflammation et combattent les infections. Il est aussi bénéfique à la digestion et peut améliorer l'humeur.

La ciboulette

est riche en vitamines et antioxydants, renforçant le système immunitaire et protégeant les cellules. Elle possède également des propriétés anti-inflammatoires et digestives.

La coriandre

est dotée de propriétés antioxydantes, anti-inflammatoires et antimicrobiennes qui protègent les cellules, réduisent l'inflammation et combattent les infections. Elle est également bénéfique à la digestion et peut aider à détoxifier le corps.

L'estragon

possède des propriétés antioxydantes, anti-inflammatoires et antimicrobiennes, renforçant les cellules, soutenant la digestion et aidant à réduire le taux de sucre sanguin.

Le persil

est riche en vitamines et antioxydants, renforçant le système immunitaire, protégeant les cellules et soutenant la santé des os. Il possède aussi des propriétés anti-inflammatoires et diurétiques, aidant à réduire l'inflammation et favorisant la détoxification.

Le fenouil,

que ce soit en feuilles ou en graines, offre des propriétés antioxydantes, anti-inflammatoires et digestives qui protègent les cellules, réduisent l'inflammation et améliorent la digestion. Il est également riche en fibres, vitamines et minéraux, soutenant le bien-être général et le système immunitaire.

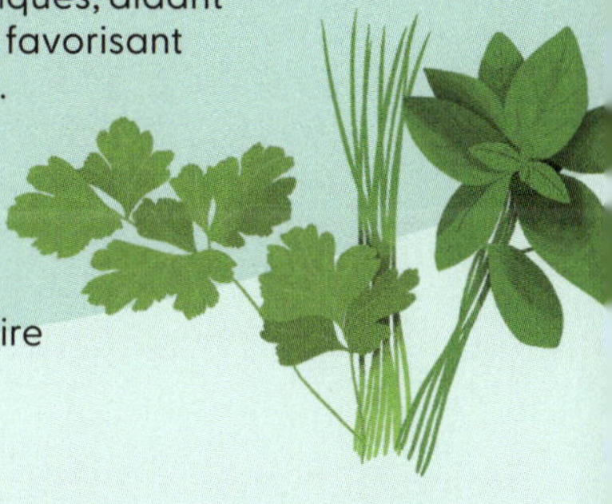

Les graines germées

sont riches en vitamines, minéraux et enzymes, renforçant le système immunitaire et améliorant la digestion. Elles offrent des propriétés antioxydantes qui protègent les cellules.

LES ALIMENTS VERTUEUX

On trouve ces ingrédients dans les magasins bio, les épiceries asiatiques et les sites spécialisés sur Internet.

Produits frais

- ☐ Graines germées
- ☐ Kimchi
- ☐ Lait de brebis
- ☐ Lait de chèvre
- ☐ Lait de soja
- ☐ Légumes lactofermentés
- ☐ Levure fraîche
- ☐ Parmesan
- ☐ Tofu ferme
- ☐ Tofu lactofermenté
- ☐ Tofu soyeux

Épicerie salée

- ☐ Conserves de foie de morue
- ☐ Conserves de petits poissons gras avec arêtes
- ☐ Farine de lupin
- ☐ Farine de riz complet
- ☐ Farine de sarrasin
- ☐ Farines T65 à T150
- ☐ Fèves
- ☐ Fleur de sel (pour remplacer le sel de table)
- ☐ Flageolets
- ☐ Ghee (beurre clarifié sans lactose ni caséine)
- ☐ Haricots azukis
- ☐ Haricots blancs
- ☐ Haricots mungos
- ☐ Haricots noirs
- ☐ Haricots pintos
- ☐ Haricots romains
- ☐ Haricots rouges
- ☐ Huile d'olive première pression à froid
- ☐ Huiles riches en oméga 3 : colza, cameline, chanvre, lin
- ☐ Miso
- ☐ Nouilles de riz
- ☐ Pois cassés
- ☐ Pois chiches
- ☐ Pois jaunes
- ☐ Riz blanc
- ☐ Riz complet
- ☐ Sobas (nouilles de sarrasin)
- ☐ Soja
- ☐ Tamari
- ☐ Vinaigre de cidre

Épicerie sucrée

- ☐ Dattes
- ☐ Flocons d'avoine sans gluten
- ☐ Miel non pasteurisé
- ☐ Purée d'amandes
- ☐ Purée de sésame (tahini)
- ☐ Sirop d'érable
- ☐ Sucre de coco
- ☐ Sucre muscovado

Graines et oléagineux

- ☐ Amandes
- ☐ Graines de chanvre décortiquées
- ☐ Graines de chia
- ☐ Graines de lin
- ☐ Noisettes
- ☐ Noix de cajou
- ☐ Noix de Grenoble
- ☐ Noix du Brésil
- ☐ Pistaches
- ☐ Sésame blond et noir

Épices et herbes

- ☐ Cannelle
- ☐ Cardamome
- ☐ Coriandre
- ☐ Curcuma
- ☐ Gingembre
- ☐ Gomasio (autre alternative au sel de table – mélange de graines de sésame et de sel)
- ☐ Persil
- ☐ Sauge

Autres

- ☐ Algues (wakamé, dulse, kombu royal)
- ☐ Natto (en épicerie asiatique)
- ☐ Psyllium (au rayon compléments alimentaires des magasins bio)

L'IMPORTANCE DES FRUITS ET LÉGUMES DE SAISON

Consommer des fruits et légumes de saison présente de nombreux avantages sur les plans nutritionnel, environnemental et économique.

Une saveur optimale

Les fruits et légumes de saison, surtout s'ils sont locaux, sont récoltés à maturité, offrant des saveurs plus prononcées et une texture agréable. Rien de tel qu'une tomate juteuse en été ou une poire croquante en automne !

Un meilleur apport nutritionnel

Les fruits et légumes cultivés en saison sont généralement plus riches en nutriments essentiels, répondant aux besoins du corps humain selon les saisons. En hiver, le corps nécessite chaleur, nutriments et vitamine C pour soutenir le système immunitaire, favorisant les soupes de légumes d'hiver et les agrumes. En été, il réclame fraîcheur et hydratation, privilégiant les fruits et légumes gorgés d'eau comme la pastèque, le melon et les tomates.

Le respect du cycle naturel

Consommer des produits de saison correspond au cycle naturel de la terre, favorisant une agriculture plus durable et locale, ce qui réduit la dépendance aux importations et soutient les pratiques agricoles respectueuses de l'environnement.

Un budget maîtrisé

Les produits de saison sont souvent moins chers car abondants au moment de la récolte, permettant de faire des économies tout en garantissant la qualité.

De la variété dans l'alimentation

Les saisons offrent une diversité de fruits et légumes, permettant de varier son alimentation tout au long de l'année et de maintenir un régime équilibré. Les recettes présentées dans cet ouvrage sont adaptées à toutes les saisons. Vous pourrez ainsi choisir parmi les légumes de saison selon vos préférences et vos envies du moment.

Recettes *pour l'équilibre hormonal*

Les fluctuations hormonales de la ménopause peuvent entraîner des symptômes variés, comme des sautes d'humeur et une baisse d'énergie. Une alimentation riche en zinc et en magnésium aide à soutenir un équilibre hormonal naturel tout en atténuant ces inconforts. Au fil de ce livre, vous découvrirez d'autres micronutriments essentiels pour mieux vivre cette période.

Le zinc

Pendant la ménopause, les besoins en zinc peuvent augmenter en raison des changements hormonaux et des défis de santé spécifiques à cette période. Voici pourquoi le zinc est particulièrement important pendant la ménopause.

Régulation hormonale
Le zinc joue un rôle dans la régulation des hormones, y compris les hormones thyroïdiennes, les œstrogènes et la production de progestérone. Il peut aider à atténuer certains des symptômes de la ménopause, tels que les bouffées de chaleur et les sueurs nocturnes, en soutenant un équilibre hormonal plus stable.

Santé osseuse
Avec la diminution du taux d'œstrogènes, les femmes ménopausées sont plus à risque de développer de l'ostéoporose. Le zinc contribue à la formation et à la minéralisation des os, aidant à maintenir la densité osseuse et à prévenir la fragilité des os.

Santé de la peau et des cheveux
La ménopause peut entraîner des changements au niveau de la peau et des cheveux, comme la sécheresse et la perte de cheveux. Le zinc est essentiel à la production de collagène et à la réparation des tissus, aidant à maintenir une peau saine et des cheveux forts.

Le zinc intervient également dans le soutien de l'immunité en aidant à combattre les infections et à maintenir une réponse immunitaire efficace. Il est impliqué dans la fonction cérébrale en favorisant la concentration et la mémoire.

Les aliments riches en zinc

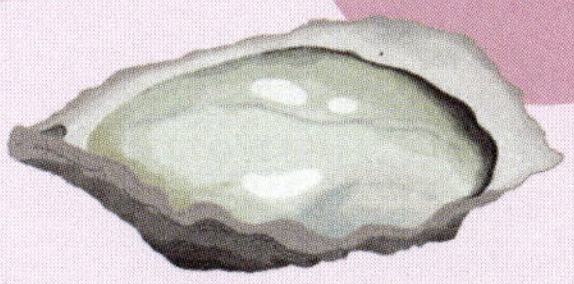

Produits animaux
Bœuf, porc, poulet, agneau, dinde, œufs

Fruits de mer et coquillages
Huîtres, crabes et homards, moules, crevettes

Produits laitiers
Fromage, yaourt, lait
Je vous renvoie à la partie pour choisir les bons produits laitiers *p. 108*.

Légumineuses
Pois chiches, lentilles, haricots noirs, haricots blancs, edamames

Noix et graines
Graines de courge, graines de sésame, graines de chia, graines de lin, noix de cajou, pignons de pin, amandes, noix du Brésil

Légumes
Épinards, champignons (surtout les shiitakés), asperges, brocolis

Céréales et graines
Quinoa, avoine, riz brun, pain complet au levain, pâtes complètes

Autres
Cacao cru, germe de blé, levure nutritionnelle

Le magnésium

Le magnésium est un minéral essentiel qui joue un rôle dans de nombreuses fonctions corporelles (voir aussi p. 154).

Il est vital pour le bien-être osseux car il aide à convertir la vitamine D en sa forme active, favorisant l'absorption du calcium dans les os. Environ 60 % du magnésium corporel se trouve dans les os.

Ce minéral est également essentiel à la fonction musculaire, y compris la contraction et la relaxation des muscles. Il aide à prévenir les crampes et les douleurs musculaires, qui peuvent être plus fréquentes pendant la ménopause.

Le magnésium joue un rôle dans la transmission des signaux nerveux. Il est impliqué dans la régulation des neurotransmetteurs tels que la sérotonine, régulatrice de l'humeur, les substances chimiques qui transmettent les messages entre les cellules nerveuses et les muscles.

Un apport suffisant en magnésium aide à maintenir une bonne communication nerveuse et à prévenir les troubles neurologiques. Il joue un rôle clé dans la régulation de la réponse au stress. De plus, il est nécessaire à la production d'ATP, la principale source d'énergie des cellules, et aide à maintenir des niveaux d'énergie stables.

Le magnésium est crucial pour produire et stocker de l'énergie. Il est nécessaire à plus de 300 réactions dans notre corps, y compris celles qui concernent le métabolisme des glucides et des graisses, ainsi que la régulation de la glycémie et de l'insuline. En d'autres termes, il aide à maintenir un bon métabolisme et à gérer le poids de manière efficace.

Les aliments riches en magnésium

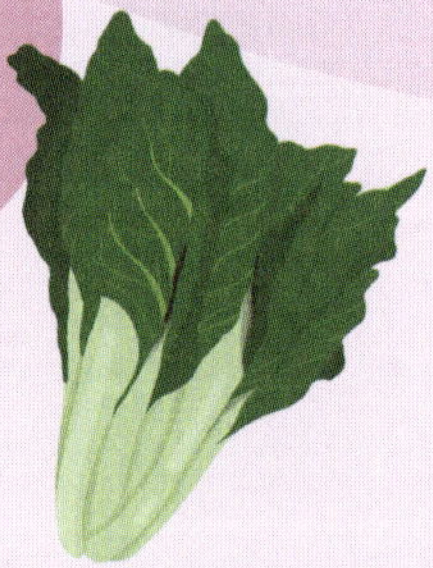

Légumes verts
Brocolis, choux frisés, choux blancs, choux kale, épinards, blettes, salade verte, roquette, mâche

Graines
Quinoa, avoine, riz brun, sarrasin, orge, millet

Fruits
Avocats, bananes, figues, raisins secs, dattes, kiwis

Poissons gras
Sardines, maquereaux, saumons sauvages, harengs, thons sauvages, anchois

Légumineuses
Haricots noirs, haricots blancs, lentilles, pois chiches, edamames

Noix et graines
Amandes, graines de courge, graines de sésame, noix de cajou, noix du Brésil, graines de lin, graines de chia, graines de tournesol

Autres
Chocolat noir, tofu, levure nutritionnelle, germe de blé

Pendant la ménopause, un apport adéquat en magnésium est particulièrement important pour plusieurs raisons :

La gestion du stress et de l'anxiété

La ménopause est souvent accompagnée de stress et d'anxiété en raison des fluctuations hormonales. Le magnésium aide à réguler le système nerveux en agissant comme un relaxant naturel. Il contribue à la production de neurotransmetteurs tels que la sérotonine, qui favorisent une sensation de bien-être et aident à réduire l'anxiété et le stress.

L'amélioration du sommeil

Les troubles du sommeil sont courants pendant la ménopause. Le magnésium joue un rôle clé dans la régulation du sommeil en favorisant la relaxation musculaire et nerveuse. Il peut aider à améliorer la qualité du sommeil en régulant la production de mélatonine, l'hormone du sommeil.

La santé osseuse

La diminution du taux d'œstrogènes pendant la ménopause peut entraîner une perte de densité osseuse, augmentant le risque d'ostéoporose. Le magnésium est essentiel à la formation des os et à l'absorption du calcium, aidant à maintenir des os solides et en bonne santé.

La régulation de la glycémie

La ménopause peut augmenter le risque de résistance à l'insuline et de diabète de type 2. Le magnésium aide à réguler la glycémie en participant à plus de 300 réactions enzymatiques, y compris celles impliquées dans le métabolisme des glucides et des lipides. Il améliore la sensibilité à l'insuline, aidant à stabiliser le taux sanguin de sucre.

La réduction des bouffées de chaleur et des sueurs nocturnes

Le magnésium peut aider à réduire la fréquence et l'intensité des bouffées de chaleur et des sueurs nocturnes. En régulant les fonctions nerveuses et musculaires, le magnésium peut contribuer à atténuer ces symptômes inconfortables de la ménopause.

Muffins sans gluten *aux légumes et aux graines de courge*

Pour 12 muffins
Préparation : 15 min
Cuisson : 25 min

200 g de farine de riz complet

1 sachet de poudre à lever sans gluten

2 œufs

100 ml de lait végétal

2 cuil. à soupe d'huile d'olive

50 g de graines de courge

Sel et poivre

Version automne-hiver :

1 petite patate douce

1 carotte

1 petit oignon

50 g de chou kale

Version printemps-été :

1 courgette

1 carotte

1 petit oignon

1 poivron rouge

RECETTE

Préchauffez le four à 180 °C (th. 6).

Râpez, coupez ou hachez finement les légumes. Mélangez la farine et la poudre à lever. Battez les œufs avec le lait et l'huile.

Versez la préparation liquide sur les ingrédients secs et mélangez jusqu'à obtenir une pâte homogène. Ajoutez les légumes, les graines de courge, assaisonnez et mélangez délicatement.

Répartissez la pâte dans les moules à muffins, puis enfournez pour 20 à 25 minutes, jusqu'à ce que les muffins soient dorés et que la pointe d'un couteau insérée au centre en ressorte propre.

ATOUTS BIEN-ÊTRE

- **Fibres et santé digestive :** la farine de riz complet et les légumes râpés apportent une bonne quantité de fibres, essentielles pour maintenir une digestion saine, réguler la glycémie et prévenir les problèmes de constipation.
- **Vitamines et minéraux :** les légumes de saison apportent une variété de vitamines et minéraux. Par exemple, les patates douces et les carottes sont riches en vitamine A et en antioxydants, qui soutiennent la santé de la peau et le système immunitaire. Le chou kale et les poivrons apportent également de la vitamine C, importante pour la santé des os et l'énergie.
- **Protéines :** les œufs et les graines de courge fournissent des protéines de haute qualité, essentielles au maintien de la masse musculaire. Les protéines aident à stabiliser la glycémie et à prolonger la sensation de satiété.
- **Graisses saines :** l'huile d'olive, riche en acides gras mono-insaturés, soutient la santé cardiaque et aide à équilibrer les taux d'hormones. Ces acides gras sains peuvent également réduire l'inflammation.
- **Soutien hormonal et antioxydants :** les graines de courge sont riches en zinc et en magnésium, des minéraux qui jouent un rôle crucial dans la régulation des hormones et la réduction du stress. Les antioxydants des légumes et des graines aident à protéger les cellules contre les dommages oxydatifs et à soutenir une bonne santé générale.

CONSEIL

Suivez vos envies pour personnaliser ces muffins au fil des saisons : légumes, viande, poisson, fromage...

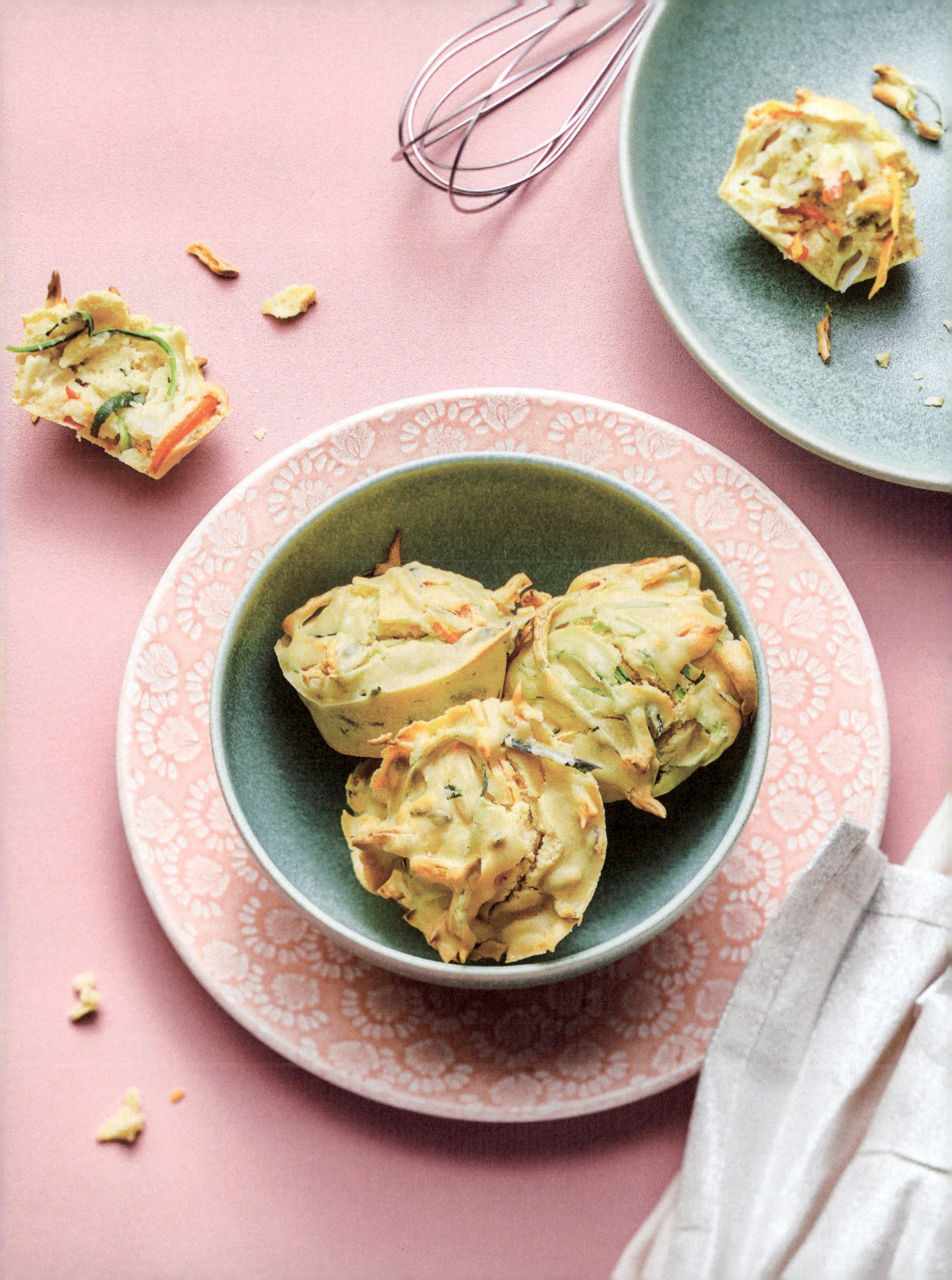

Omelette *champignons-épinards*

Pour 4 personnes
Préparation : 5 min
Cuisson : 15 min

12 œufs

2 brins de ciboulette fraîche (ou autres herbes fraîches)

250 g de champignons de Paris

2 poignées d'épinards frais

Salade

Graines de courge

Huile d'olive (ou ghee)

Sel et poivre

RECETTE

Battez les œufs et assaisonnez-les. Faites chauffer un filet d'huile d'olive dans une poêle, puis ajoutez les champignons émincés et les épinards équeutés. Faites-les revenir environ 2 minutes. Versez les œufs battus sur les légumes et laissez cuire 2 minutes.

Une fois l'omelette cuite selon votre goût, ajoutez les herbes ciselées et roulez l'omelette. Servez-la avec de la salade verte et quelques graines de courge.

CONSEIL

Privilégiez les œufs de qualité, de préférence bio, provenant de poules élevées en plein air (code 0) et portant le label Bleu-Blanc-Cœur. Les volailles de ce label sont nourries aux graines de lin et les œufs contiennent ainsi une belle quantité d'oméga 3 biodisponibles.

ATOUTS BIEN-ÊTRE

- **Protéines :** les œufs sont une excellente source de protéines de haute qualité, essentielles pour maintenir la masse musculaire et soutenir les processus de régénération corporelle.
- **Vitamines et minéraux :** les épinards sont riches en vitamines A, C, et K, ainsi qu'en minéraux comme le fer et le calcium. Ces nutriments soutiennent la santé osseuse et la fonction immunitaire.
- **Antioxydants :** les champignons contiennent des antioxydants qui aident à combattre le stress oxydatif et à réduire l'inflammation.
- **Fibres :** bien que les légumes soient utilisés en petite quantité dans cette recette, ils contribuent à l'apport en fibres, favorisant une bonne digestion et la régulation du transit intestinal.
- **Acides gras sains :** l'huile d'olive ou le ghee ajoutés dans la préparation fournissent des graisses saines, comme les acides gras mono-insaturés, bénéfiques à la santé cardiovasculaire et au soutien hormonal pendant la ménopause.

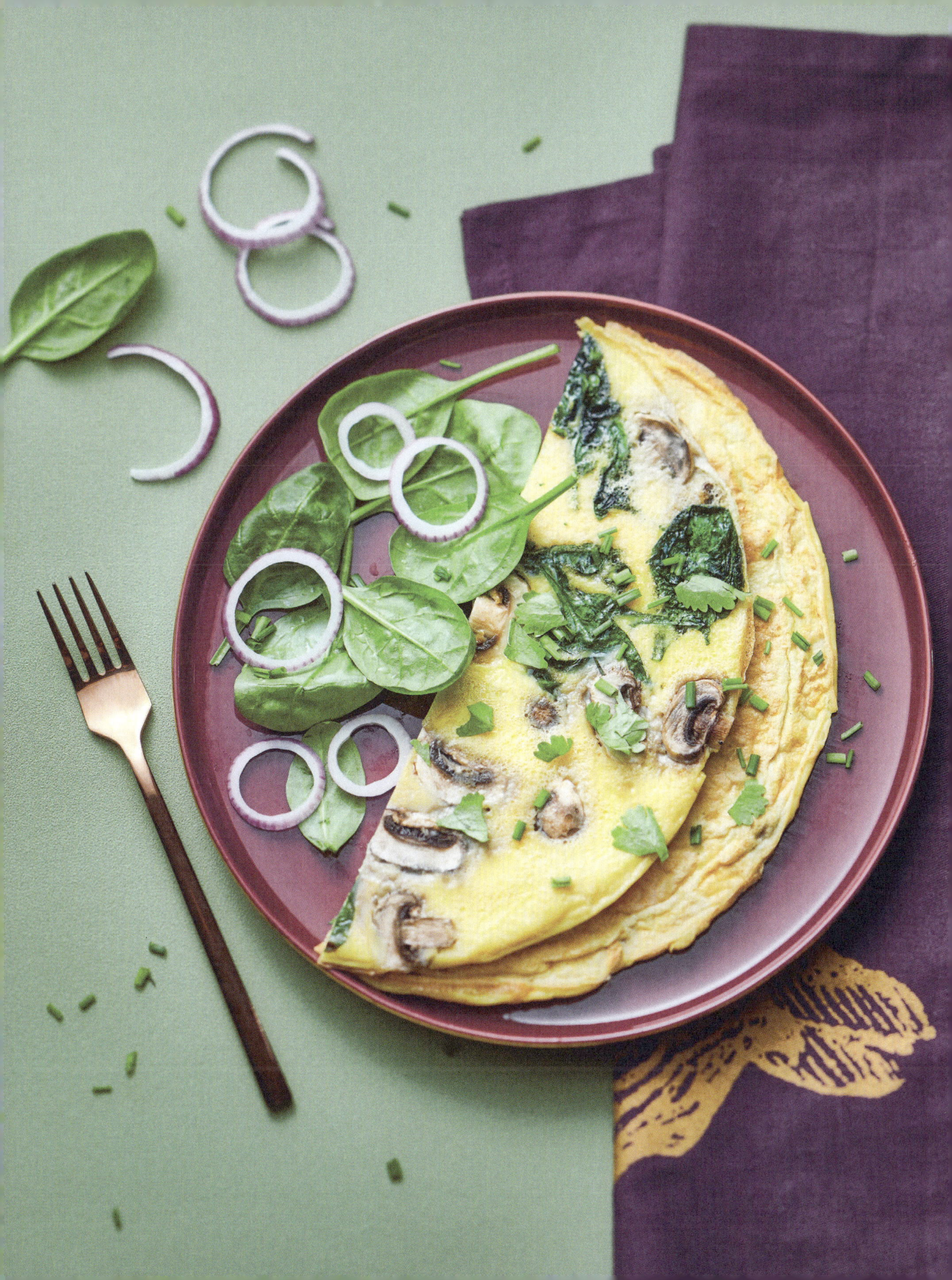

Pancakes salés *au thon et à la feta*

Pour 4 personnes
Préparation : 10 min
Cuisson : 25 min

150 g de farine de riz semi-complet

1 cuil. à café de poudre à lever sans gluten

1 cuil. à café de fleur de sel

2 œufs

200 ml de lait végétal

2 cuil. à soupe d'huile d'olive (ou 1 cuil. à café de ghee)

150 g de thon en boîte

100 g de feta

Persil frais (optionnel)

Poivre

RECETTE

Mélangez la farine, la poudre à lever, le sel et du poivre.

Battez les œufs, puis ajoutez le lait et l'huile. Mélangez bien. Versez l'appareil dans la farine et mélangez jusqu'à obtenir une pâte homogène. Incorporez le thon égoutté et émietté, la feta émiettée et le persil ciselé. Mélangez délicatement.

Faites chauffer une poêle à feu moyen avec un filet d'huile d'olive ou du ghee. Versez 1 petite louche de pâte dans la poêle. Faites cuire chaque pancake 2 à 3 minutes de chaque côté, jusqu'à ce qu'ils soient dorés et bien cuits à l'intérieur.

ATOUTS BIEN-ÊTRE

Protéines : le thon et les œufs sont riches en protéines de haute qualité, essentielles pour maintenir la masse musculaire et soutenir la régénération des tissus.

Calcium : la feta, en plus d'apporter une touche savoureuse, est une source de calcium. Ce minéral est crucial pour la santé osseuse, surtout pendant la ménopause lorsque le risque de perte osseuse augmente.

Vitamine D : les œufs sont une source naturelle de vitamine D, qui aide à l'absorption du calcium et soutient la santé des os. Une consommation de vitamine D adéquate est particulièrement importante pour prévenir l'ostéoporose et maintenir une bonne densité osseuse.

Minéraux : le thon et la feta apportent divers minéraux comme le magnésium et le potassium. Ces minéraux sont importants pour le fonctionnement des muscles et des nerfs, ainsi que pour le maintien de l'équilibre électrolytique et la régulation de la pression artérielle.

CONSEIL

Pour un repas complet, accompagnez ces pancakes de salade verte ou de légumes.

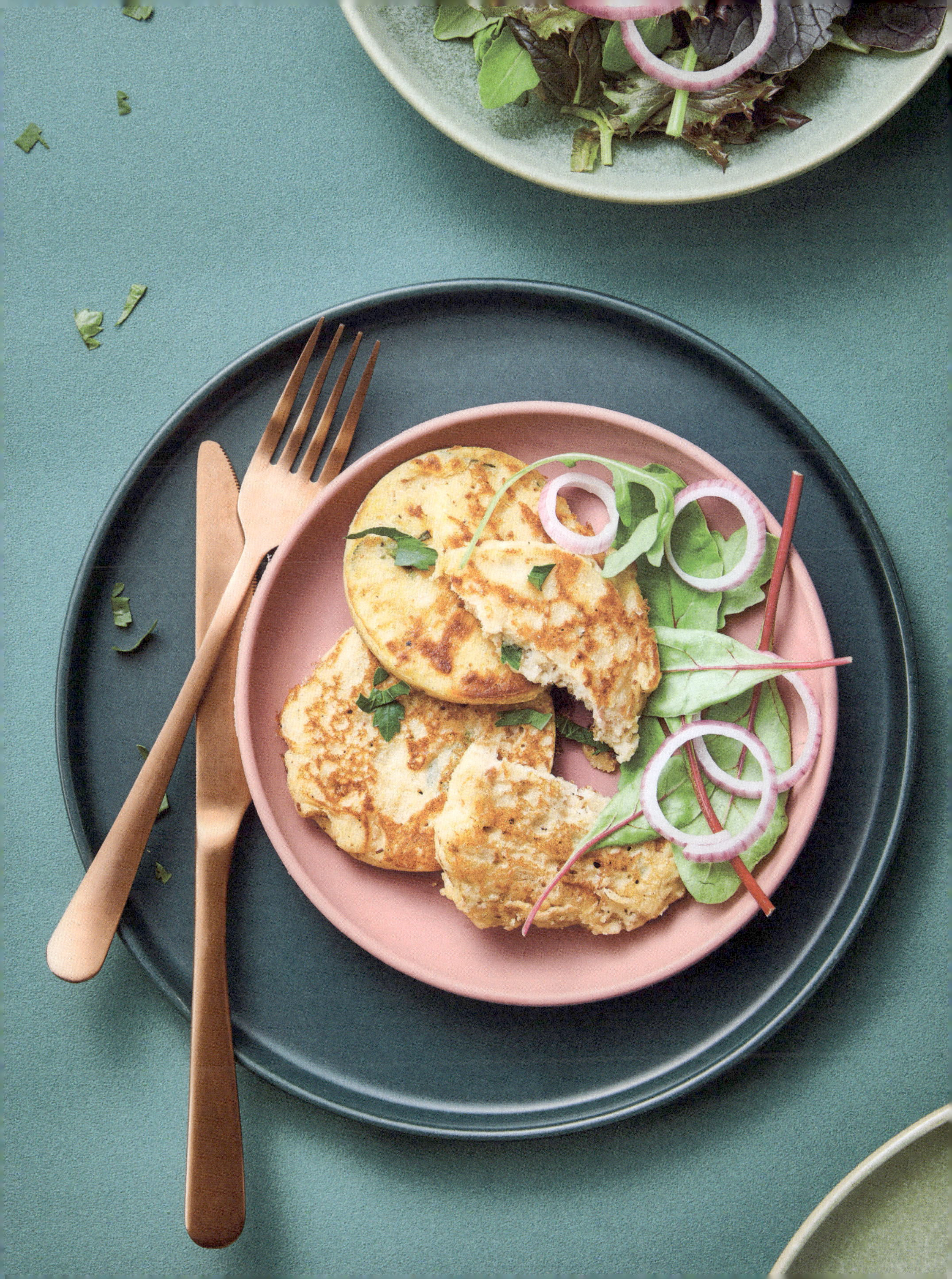

L'importance des protéines

Les protéines sont des macromolécules composées d'acides aminés, présentes dans chaque cellule de l'organisme. Elles jouent un rôle crucial dans de nombreuses fonctions vitales et sont comme les briques d'une maison, assurant la structure de la peau, des tendons, des muscles, des hormones et des os. Sans un apport de protéines approprié, tout peut s'écrouler.

Leur importance est multiple :

- elles permettent la contraction des muscles ;
- elles favorisent le bon fonctionnement, du système immunitaire ;
- elles assurent la distribution de l'eau et de l'énergie dans le corps ;
- elles préservent la masse musculaire ;
- elles soutiennent la santé osseuse ;
- elles régulent le métabolisme des aliments ;
- elles contribuent à maintenir un bon équilibre nutritionnel ;
- elles favorisent la sensation de satiété, etc.

Pendant la ménopause, une consommation adéquate de protéines est essentielle. La quantité nécessaire varie selon l'âge, le poids, l'activité physique et d'autres facteurs individuels. En moyenne, il est recommandé de consommer 1 ou 2 grammes de protéines par kilogramme de poids corporel par jour pour les adultes.

Où trouver les protéines en quantité suffisante ?

Pour trouver 20 grammes de protéines, vous devez consommer…

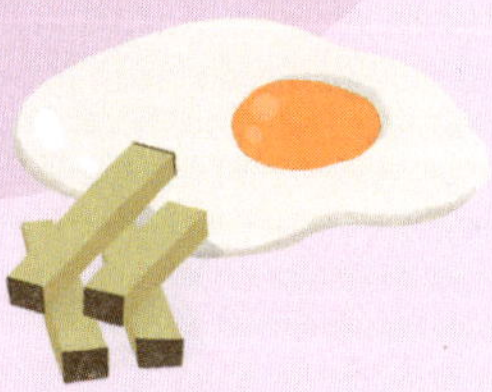

Produits d'origine animale

80 g de thon
80 g de blanc de dinde
85 g de blanc de poulet
145 g de poisson blanc
105 g de saumon sauvage
125 g de jambon
105 g de viande rouge
3 œufs entiers
90 g de sardines

Céréales et légumineuses

250 g de haricots rouges cuits ≈ 125 g crus
230 g de lentilles cuites ≈ 92 g crues
310 g de pois chiches cuits ≈ 155 g crus
250 g de riz brun cru
130 g de quinoa cru
150 g de sarrasin cru

Oléagineux et graines

90 g d'amandes
100 g de pistaches, de graines de courge ou de graines de chia
65 g de graines de chanvre
130 g de noix de Grenoble
110 g de noix de cajou
143 g de noisettes

Produits laitiers

120 g de feta
75 g de comté
250 g de fromage blanc au lait de brebis ou de chèvre
180 g de skyr au lait de chèvre ou de brebis
70 g de pecorino
55 g de parmesan

Produits d'origine végétale

75 g de seitan
650 g de champignons
170 g de tofu ferme
200 g de tofu soyeux
100 g de tempeh

Autres

30 g de spiruline

L'idée est bien évidemment de diversifier les sources de protéines dans l'assiette. La clé pour réussir et accompagner la ménopause réside dans une alimentation variée et la moins transformée possible.

Granola *salé*

Pour 1 bocal
Préparation : 10 min
Cuisson : 30 min
Conservation : 3 semaines à température ambiante

100 g de flocons d'avoine sans gluten

60 g de noix de Grenoble

60 g de noix de cajou

60 g de graines de courge

30 g de graines de sésame

1 cuil. à soupe de graines de fenouil

½ cuil. à café de chili en poudre

1 blanc d'œuf

4 cuil. à soupe d'huile d'olive

Sel et poivre

RECETTE

Préchauffez le four à 180 °C (th. 6) et chemisez une plaque de papier sulfurisé.

Mélangez les flocons d'avoine, les noix, les graines de courge, le sésame, le fenouil et le chili avec du sel et du poivre. Ajoutez le blanc d'œuf et l'huile, puis mélangez bien.

Versez le mélange sur la plaque en formant une couche homogène et enfournez pour 20 à 30 minutes en mélangeant 2 à 3 fois pendant la cuisson. Retirez du four dès que le granola commence à dorer et laissez-le refroidir sur la plaque avant de le verser dans un bocal hermétique.

ATOUTS BIEN-ÊTRE

- **Protéines et acides gras sains :** les oléagineux sont riches en protéines et en acides gras essentiels. Ces nutriments aident à maintenir la masse musculaire, à soutenir le métabolisme et à réguler les taux d'hormones. Les acides gras essentiels favorisent également la santé cardiovasculaire.
- **Fibres :** les flocons d'avoine et les graines de courge apportent des fibres, cruciales pour une digestion saine, le maintien d'une glycémie stable et la gestion du poids.
- **Minéraux et antioxydants :** les graines de sésame et de fenouil fournissent des minéraux comme le calcium et le magnésium, ainsi que des antioxydants. Ces nutriments soutiennent la santé des os et aident à réduire l'inflammation, contribuant à une meilleure gestion des symptômes liés à la ménopause.
- **Propriétés anti-inflammatoires :** les graines de fenouil possèdent des propriétés anti-inflammatoires. Cela peut être bénéfique pour réduire les douleurs articulaires et l'inflammation.
- **Équilibre hormonal :** les noix, les graines et les flocons d'avoine sont riches en nutriments qui soutiennent l'équilibre hormonal. Les graisses saines et les minéraux présents dans ces ingrédients peuvent aider à moduler les symptômes hormonaux et à soutenir le bien-être général.

CONSEIL

Vous pouvez le consommer en apéritif
ou en parsemer vos salades, vos soupes ou vos plats.

Salade d'épinards, *graines de courge et tofu ferme*

Pour 4 personnes
Préparation : 15 min
Marinade : 15 min
Cuisson : 15 min

400 g de tofu ferme

3 cuil. à soupe de tamari

1 cuil. à soupe d'huile de sésame

1 gousse d'ail

250 g de pousses d'épinards

6 cuil. à soupe de graines de courge

1 avocat

1 petite carotte

1 cuil. à soupe de jus de citron

1 cuil. à soupe de vinaigre de cidre

1 cuil. à soupe de sirop d'érable (ou de miel)

Sel et poivre

RECETTE

Égouttez et pressez le tofu pour éliminer l'excès d'eau. Coupez-le en dés de 1 à 2 cm. Mélangez le tamari, l'huile de sésame et l'ail pelé et émincé. Ajoutez les dés de tofu et laissez mariner au moins 15 minutes.

Faites chauffer une poêle à feu moyen pour faire cuire les dés de tofu marinés jusqu'à ce qu'ils soient dorés et croustillants (5 à 7 minutes de chaque côté).

Mélangez les pousses d'épinards, les graines de courge, l'avocat coupé en tranches et la carotte râpée. Fouettez le jus de citron, le vinaigre, le sirop d'érable, du sel et du poivre dans un petit bol. Ajoutez les dés de tofu, nappez la salade de vinaigrette et mélangez délicatement.

ATOUTS BIEN-ÊTRE

Protéines et acides aminés : le tofu est une excellente source de protéines végétales. Il contribue à la préservation de la masse musculaire et au maintien de la santé des tissus. Pendant la ménopause, la consommation de protéines est cruciale pour soutenir le métabolisme et la vitalité.

Graisses saines : les graines de courge sont riches en acides gras essentiels, notamment les oméga 3 et oméga 6. Ces graisses saines favorisent une bonne santé cardiovasculaire et peuvent aider à moduler les symptômes de la ménopause, tels que les bouffées de chaleur et les déséquilibres hormonaux.

Vitamines et minéraux : les pousses d'épinards sont une excellente source de vitamines A, C et K, ainsi que de minéraux comme le fer et le calcium. Ces nutriments soutiennent la santé osseuse, la fonction immunitaire et la régulation du système hormonal. L'avocat contient également des graisses saines et des vitamines, renforçant les bienfaits nutritionnels de la salade.

Antioxydants : l'ail, le citron et le vinaigre de cidre apportent des antioxydants qui aident à lutter contre le stress oxydatif et à réduire l'inflammation. Les antioxydants sont importants pour maintenir une bonne santé cellulaire et gérer les effets du vieillissement.

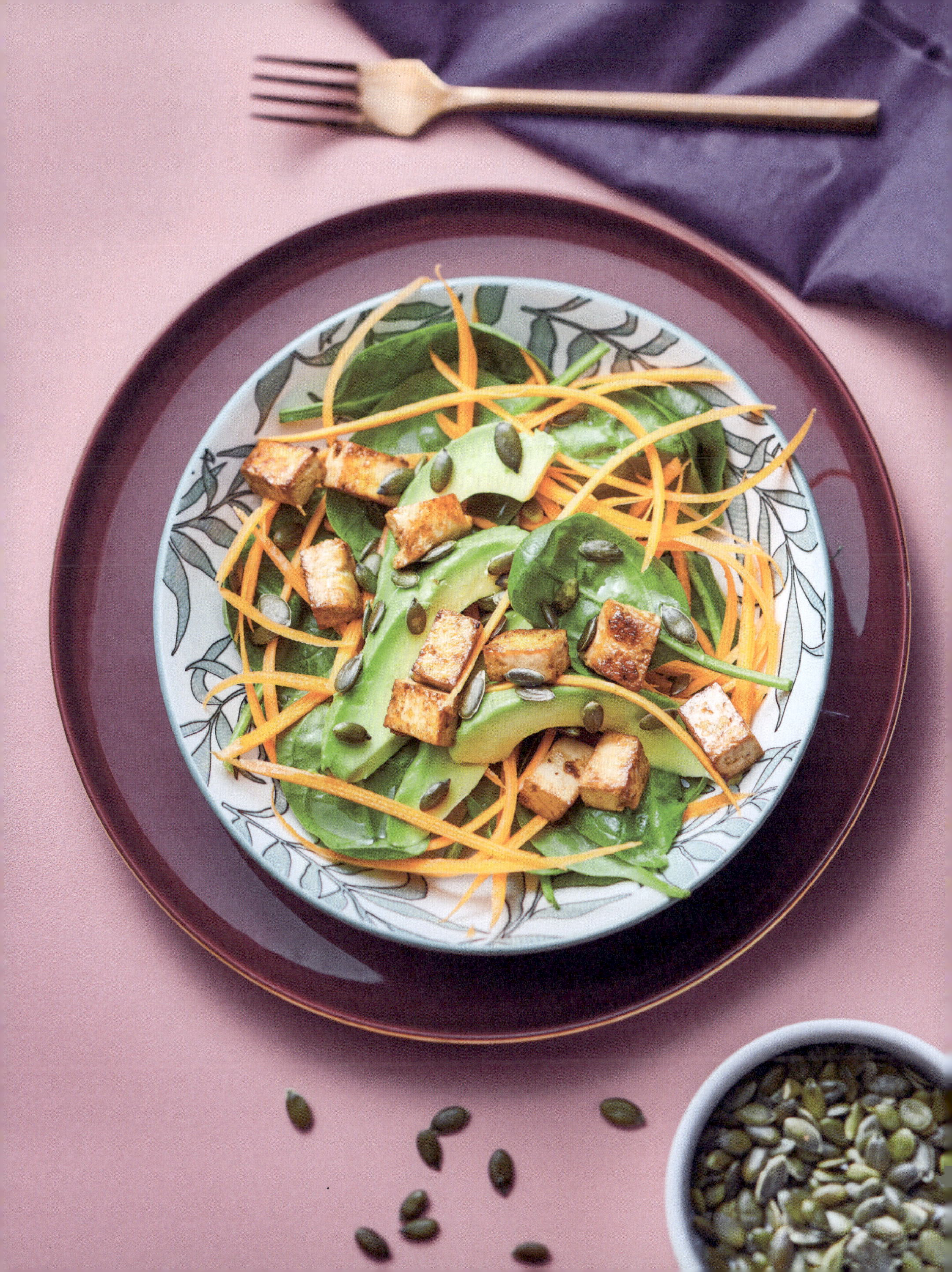

Salade de lentilles *aux légumes et au chèvre*

Pour 4 personnes

Trempage des lentilles : 8 h (24 h pour la germination)

Préparation : 15 min

Cuisson : 20 min

300 g de lentilles vertes

400 g de légumes de saison (tomates cerises, concombres, poivrons, oignons rouges, etc.)

3 cuil. à soupe d'huile de colza

2 cuil. à soupe de vinaigre de cidre

2 cuil. à café de moutarde de Dijon

150 g de fromage de chèvre frais au lait cru

Herbes fraîches (persil, coriandre, basilic)

200 g de mélange de jeunes pousses ou de laitue

Sel et poivre noir

CONSEIL

Pour un apport suffisant en protéines, vous pouvez accompagner cette salade avec 1 ou 2 tranches de pain au levain tartinées de rillettes de maquereau (voir recette p. 132).

RECETTE

La veille ou le matin pour le soir, faites tremper les lentilles. Le trempage rend les aliments plus tendres et digestes. Il permet de détruire les antinutriments et de libérer le potentiel nutritif des aliments. Vous pouvez aussi aller plus loin en faisant germer les légumineuses, ce qui augmente leur teneur en vitamines et minéraux et rend les nutriments plus assimilables.

Le jour même, rincez les lentilles à l'eau froide, puis mettez-les dans une casserole avec 750 ml d'eau. Portez à ébullition, puis réduisez le feu et laissez cuire 15 à 20 minutes. Égouttez et laissez refroidir.

Pendant ce temps, coupez les tomates cerises en deux, les concombres et les poivrons en dés, épluchez et émincez les oignons, etc.

Mélangez l'huile, le vinaigre et la moutarde avec du sel et du poivre.

Mélangez les lentilles et les légumes dans un grand saladier. Ajoutez le chèvre émietté et les herbes ciselées. Versez la vinaigrette et mélangez délicatement. Répartissez le mélange de jeunes pousses ou de laitue sur les assiettes et ajoutez la salade de lentilles dessus avant de servir.

ATOUTS BIEN-ÊTRE

- **Protéines et fibres :** les lentilles sont une excellente source de protéines végétales et de fibres. Elles aident à maintenir la masse musculaire et favorisent une digestion saine. Les fibres contribuent à la régulation du transit intestinal et au maintien du poids de santé.
- **Vitamines et minéraux :** les légumes frais comme les tomates cerises, les concombres et les poivrons sont riches en vitamines A, C et K, ainsi qu'en potassium et magnésium. Ces nutriments soutiennent le système immunitaire, la santé osseuse et la régulation de la pression artérielle. Le fromage de chèvre apporte du calcium, important pour la santé des os.
- **Antioxydants :** les légumes colorés sont chargés d'antioxydants qui aident à combattre le stress oxydatif et à réduire l'inflammation. Ces antioxydants sont particulièrement bénéfiques pendant la ménopause pour contrer les effets du vieillissement cellulaire et soutenir la santé globale.
- **Graisses saines :** l'huile de colza utilisée dans la vinaigrette est riche en acides gras oméga 3, bénéfiques à la santé cardiovasculaire. Les oméga 3 aident à réduire l'inflammation et peuvent soutenir l'équilibre hormonal.
- **Probiotiques et digestion :** le vinaigre de cidre contribue à la digestion et au maintien d'une flore intestinale saine. Une bonne digestion est essentielle à l'absorption des nutriments et au bien-être général.

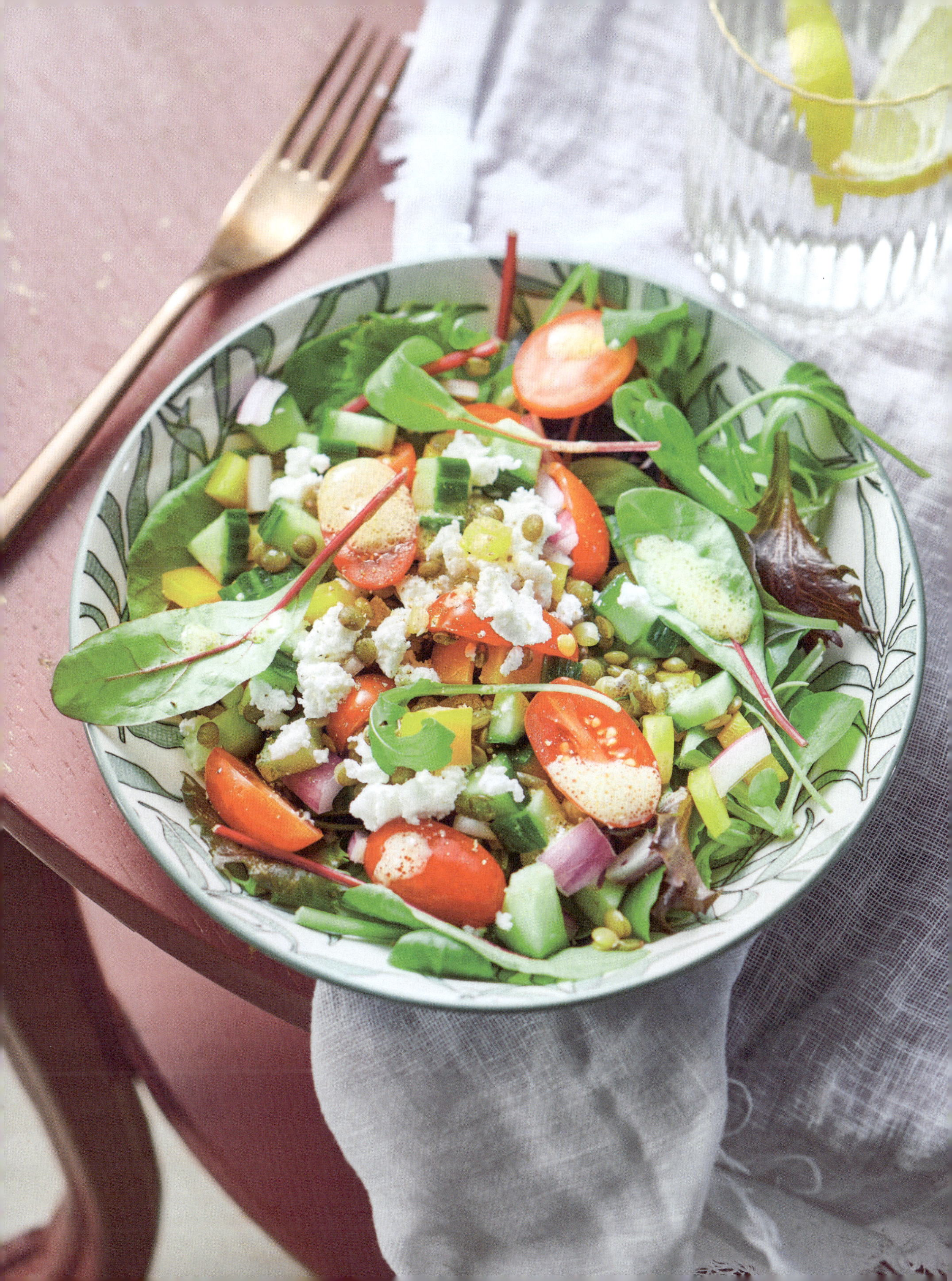

Aubergines farcies *au tofu soyeux*

Pour 4 personnes
Préparation : 20 min
Cuisson : 50 min

2 aubergines
2 cuil. à soupe d'huile d'olive
200 g de tofu soyeux
2 gousses d'ail
100 g de parmesan râpé ou en copeaux
2 cuil. à soupe de tamari
3 pincées d'origan
Coriandre fraîche
Salade verte
Sel et poivre

RECETTE

Préchauffez le four à 180 °C (th. 6).

Coupez les aubergines dans le sens de la longueur. Faites des incisions profondes en forme de croisillons dans la chair. Badigeonnez-les d'huile, assaisonnez-les, placez-les sur une plaque de cuisson et enfournez le tout pour 30 à 35 minutes.

Écrasez le tofu à la fourchette jusqu'à obtenir une consistance lisse. Ajoutez l'ail pelé et haché, la moitié du parmesan, le tamari, l'origan, du sel et du poivre et mélangez bien.

Une fois les aubergines cuites, creusez délicatement la chair avec une cuillère pour former une cavité. Ajoutez la chair des aubergines à cette préparation et mélangez bien. Remplissez chaque demi-aubergine de la farce.

Parsemez les aubergines avec le reste du parmesan et remettez-les au four 10 à 15 minutes. Servez avec de la coriandre ciselée et de la salade.

ATOUTS BIEN-ÊTRE

- **Protéines végétales :** le tofu soyeux apporte des protéines végétales de haute qualité, essentielles à la préservation de la masse musculaire et à la régénération des tissus.
- **Calcium et vitamine D :** le parmesan est une bonne source de calcium, nécessaire à la santé osseuse. Pendant la ménopause, il est particulièrement important de veiller à un apport adéquat en calcium pour prévenir la perte de densité osseuse.
- **Antioxydants et anti-inflammatoires :** l'ail et l'origan contiennent des composés antioxydants et anti-inflammatoires. Ces nutriments aident à réduire le stress oxydatif et l'inflammation, soutenant le système immunitaire et le bien-être général.
- **Fibres :** les aubergines sont riches en fibres, favorisant une bonne digestion et une régulation saine du transit intestinal. Les fibres contribuent également à la gestion du poids en augmentant la satiété.
- **Graisses saines :** l'huile d'olive fournit des graisses mono-insaturées, bénéfiques à la santé cardiovasculaire. Ces graisses saines peuvent aider à équilibrer le taux de cholestérol et soutenir la santé hormonale.

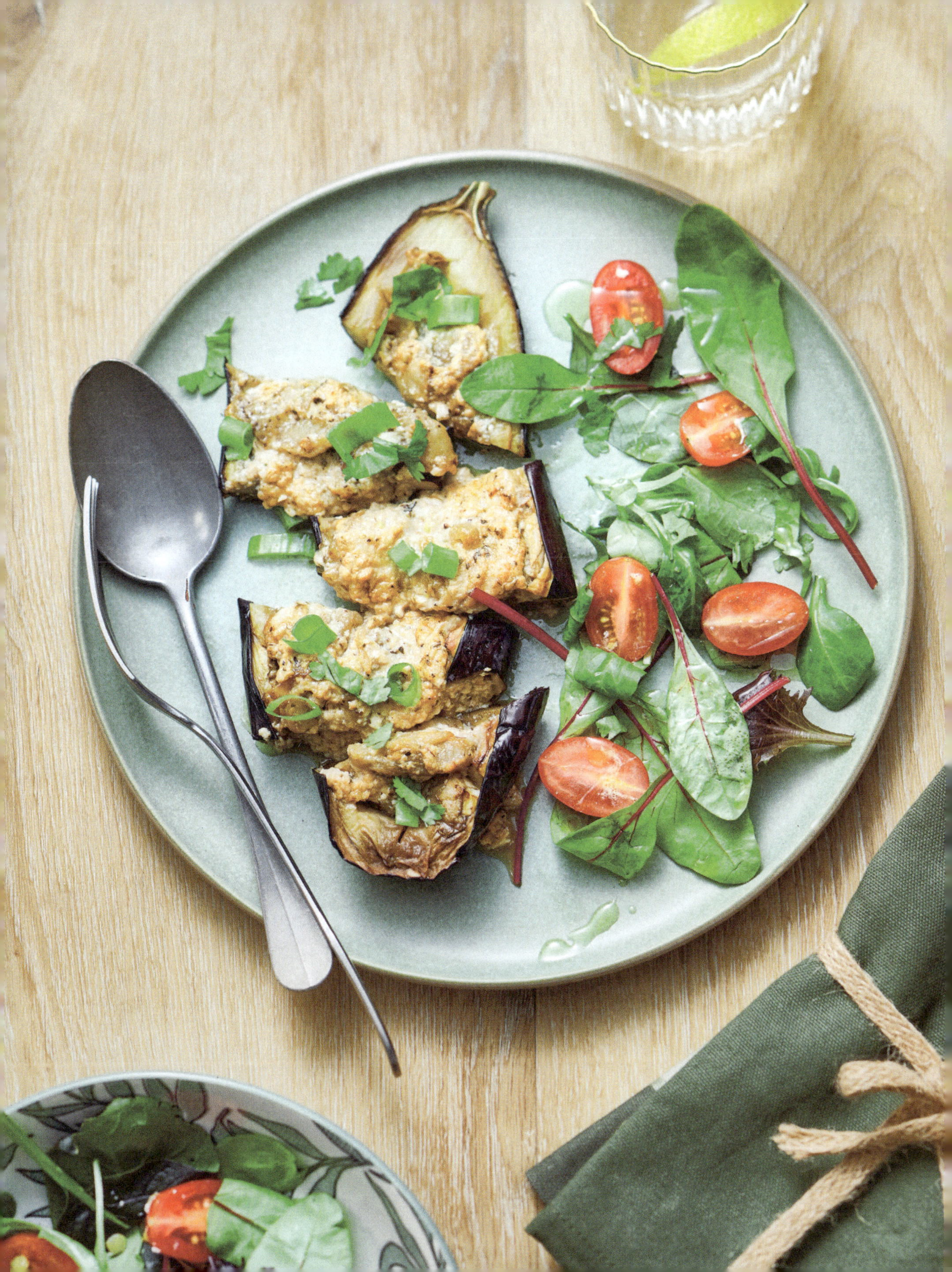

Brochettes de tofu mariné *aux légumes*

Pour 4 personnes
Préparation : 15 min
Marinade : 30 min
Cuisson : 25 min

400 g de tofu ferme
2 courgettes
2 poivrons (rouge, jaune ou vert)
1 oignon rouge

Pour la marinade :
4 cuil. à soupe de tamari
2 cuil. à soupe d'huile d'olive
2 gousses d'ail émincées
1 cuil. à café de gingembre frais râpé (optionnel)
Sel et poivre

RECETTE

Mélangez les ingrédients de la marinade.

Placez le tofu coupé en dés dans un plat peu profond et versez la marinade dessus. Laissez mariner au moins 30 minutes au réfrigérateur.

Préchauffez le four à 180 °C (th. 6).

Coupez les courgettes en rondelles, les poivrons en morceaux et l'oignon épluché en quatre. Enfilez les dés de tofu, les rondelles de courgette, les morceaux de poivron et les quartiers d'oignon sur des piques à brochettes en les alternant. Placez le tout sur une plaque de cuisson chemisée de papier sulfurisé puis enfournez pour 20 à 25 minutes, en retournant les brochettes à mi-cuisson, jusqu'à ce que les légumes soient tendres et le tofu doré.

ATOUTS BIEN-ÊTRE

Protéines végétales : le tofu est une excellente source de protéines végétales. Il fournit également des isoflavones, des phytoœstrogènes qui peuvent aider à moduler les symptômes de la ménopause.

Vitamines et minéraux : les courgettes, poivrons et oignons sont riches en vitamines et minéraux essentiels. Les courgettes apportent du potassium ainsi que des vitamines A et C et les poivrons sont une excellente source de vitamine C, importante pour le système immunitaire et la santé de la peau. Les oignons, quant à eux, fournissent des antioxydants et des composés anti-inflammatoires qui soutiennent la santé globale et aident à réduire les symptômes inflammatoires.

Antioxydants : l'ail et le gingembre apportent des propriétés antioxydantes et anti-inflammatoires. Ils aident à combattre le stress oxydatif et l'inflammation, ce qui peut être bénéfique à la gestion des symptômes de la ménopause et au maintien de la vitalité.

Graisses saines : l'huile d'olive utilisée dans la marinade est une source d'acides gras mono-insaturés, qui favorisent la santé cardiovasculaire et peuvent aider à réguler le cholestérol sanguin.

Fibres : les légumes utilisés dans cette recette sont riches en fibres, ce qui contribue à une digestion saine et aide à maintenir une glycémie stable. Les fibres sont également importantes pour la gestion du poids et le soutien d'un métabolisme équilibré, ce qui peut être utile pour gérer les fluctuations hormonales et le bien-être général.

CONSEIL

Vous pouvez servir ces brochettes avec du riz complet, du quinoa ou de la salade verte.

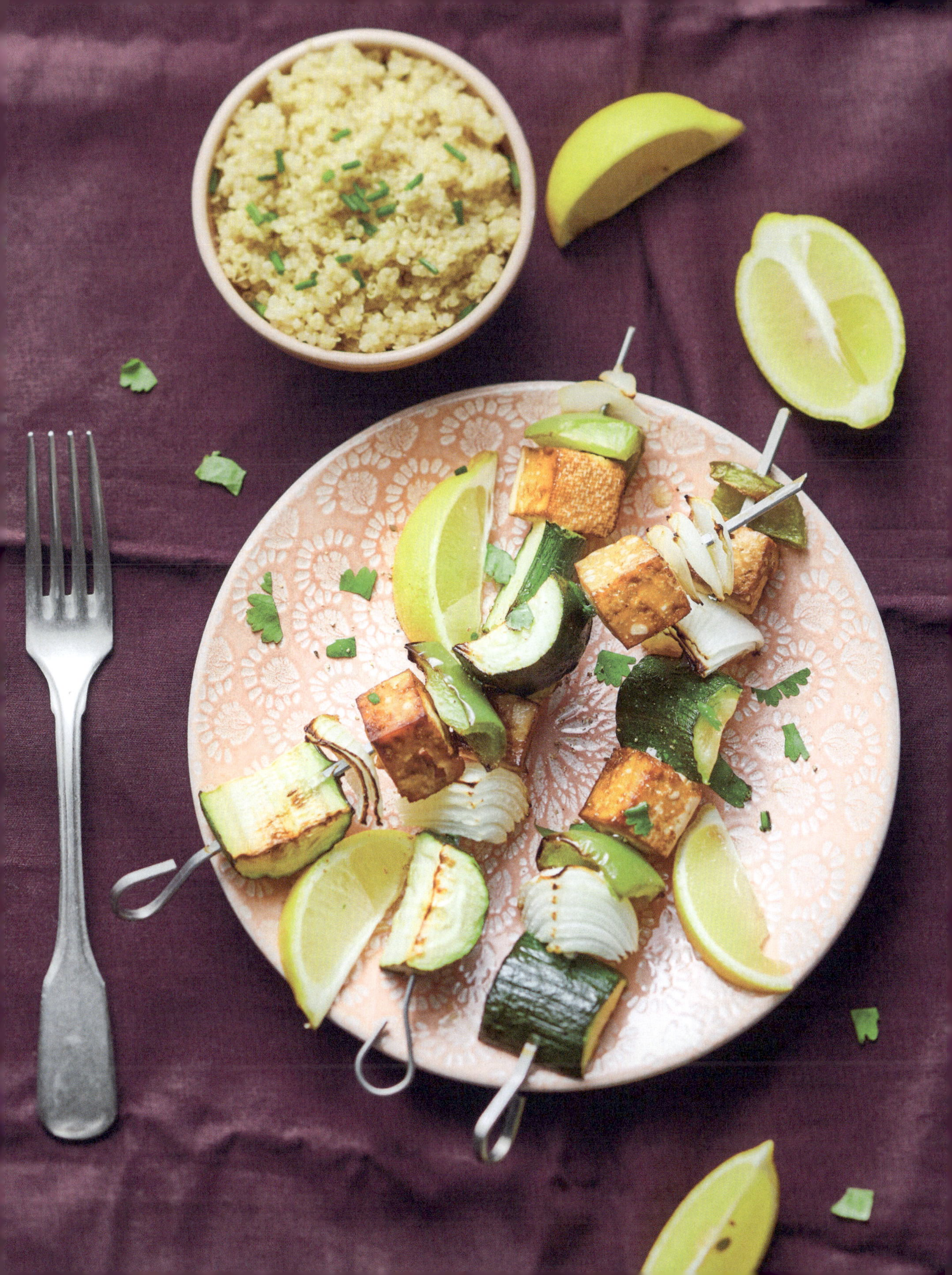

Le soja

On entend depuis plusieurs années des opinions divergentes sur le soja, ce qui peut parfois masquer son intérêt nutritionnel, notamment avant, pendant et après la ménopause. Les études sur le sujet se contredisent souvent, en partie parce qu'elles ne prennent pas en compte certains paramètres essentiels tels que la traçabilité des produits, les quantités consommées quotidiennement et les modes de préparation (cru, cuit, fermenté ou germé), qui influent sur leurs caractéristiques nutritionnelles.

Le soja possède des qualités nutritionnelles indéniables, mais il peut aussi contenir des molécules indésirables pour la santé s'il est consommé en excès, de mauvaise qualité ou sous une forme difficile à digérer, comme cru, non fermenté ou non germé.

Comment le consommer ?

En petites quantités :

sous forme germée

pousses de soja
haricots mungos germés

sous forme fermentée

natto
miso
tofu lactofermenté
tempeh
tamari

sous forme de lait

en cuisine, pour remplacer le lait de vache

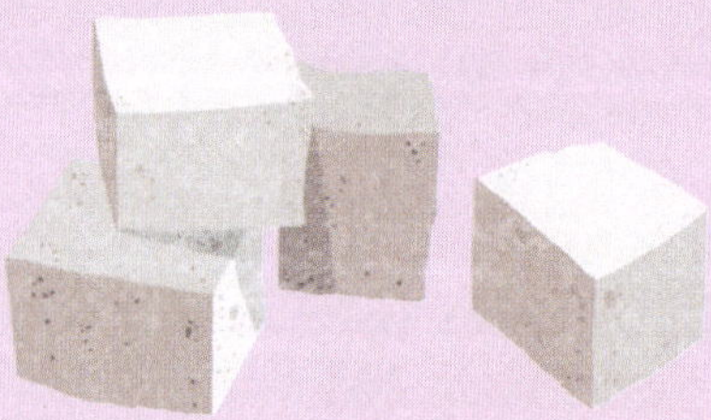

Les phytoœstrogènes

Les phytoœstrogènes sont des composés naturels présents dans certains aliments d'origine végétale tels que le soja, l'avoine, les pois chiches, le trèfle, les graines de lin, les haricots verts, le persil, l'ail, le sésame, le maïs, le concombre, l'anis, les olives, la betterave, la papaye, les graines de tournesol, le germe de blé, les lentilles, l'alfalfa, l'huile d'olive… Ils imitent les œstrogènes sans avoir un effet aussi important.
On peut les considérer comme une béquille qui permet une transition plus douce lors de ces changements hormonaux. Consommer davantage de phytoœstrogènes en amont et pendant la ménopause est intéressant pour limiter les symptômes de déminéralisation osseuse et atténuer les bouffées de chaleur.

Comment cuisiner le tofu ?

Si vous ne connaissez pas encore cet aliment, voici quelques conseils pour l'intégrer à vos assiettes.

- **Égouttez et pressez le tofu** dans du papier absorbant pour enlever l'excès d'eau. Cela va lui permettre de mieux absorber les saveurs.
- **Faites-le mariner :** le tofu a un goût neutre, il se prête donc à de multiples possibilités.

Quelques idées de marinades

1

Asiatique : tamari, gingembre frais râpé, ail émincé, huile de sésame.

Au curry : pâte de curry (rouge, jaune ou vert), lait de coco, tamari, gingembre frais râpé.

Méditerranéenne : huile d'olive, jus de citron, origan séché, basilic frais ciselé, ail émincé.

Orange-gingembre : jus d'orange frais, gingembre râpé frais, tamari, huile de sésame.

Tomate-basilic : purée de tomates, basilic frais ciselé, ail émincé, vinaigre balsamique.

Les différentes cuissons

2

Sauté : faites sauter le tofu dans une poêle avec un peu d'huile jusqu'à ce qu'il soit doré et croustillant.

Grillé : utilisez un gril ou une poêle pour lui donner une texture croustillante à l'extérieur et moelleuse à l'intérieur.

Au four : coupez-le en dés ou en tranches et faites-le cuire au four jusqu'à ce qu'il soit doré et croustillant. Retournez-le à mi-cuisson pour une cuisson uniforme.

Dans les plats

3

Sautés : ajoutez du tofu à vos sautés de légumes pour une source de protéines végétales.

Salades : intégrez du tofu grillé ou mariné dans vos salades pour plus de texture et de saveur.

Currys : le tofu se marie bien avec les sauces épicées des currys. Ajoutez-le aux plats de currys pour une alternative végétarienne.

Bols : utilisez du tofu comme ingrédient principal dans les bols de céréales, de légumes et de protéines pour un repas équilibré.

Curry de pois chiches *aux noix de cajou*

Pour 4 personnes
Préparation : 5 min
Cuisson : 15 min

1 oignon
1 gousse d'ail
250 g de pois chiches cuits (125 g crus)
200 ml de purée de tomates
1 cuil. à café de concentré de tomates
200 ml de lait de coco
3 cuil. à café de curry
2 cuil. à soupe bombées de purée de noix de cajou
Noix de cajou
Coriandre fraîche
Salade verte
Huile d'olive
Sel et poivre

RECETTE

Épluchez l'oignon et l'ail. Émincez l'oignon et hachez l'ail. Faites-les revenir dans une poêle avec un filet d'huile pendant environ 3 minutes. Ajoutez les pois chiches, la purée de tomates, le concentré de tomates, le lait de coco, le curry, du sel, du poivre et la purée de noix de cajou. Mélangez le tout et laissez mijoter environ 10 minutes.

Servez avec du riz ou du quinoa, des noix de cajou concassées, de la coriandre ciselée et de la salade.

ATOUTS BIEN-ÊTRE

Protéines végétales : les pois chiches sont une excellente source de protéines végétales, essentielles pour maintenir la masse musculaire et soutenir la régénération des tissus. Ils contribuent également à la satiété, aidant à la gestion du poids.

Calcium et magnésium : la purée de noix de cajou et le lait de coco apportent du calcium et du magnésium. Le calcium aide à maintenir la densité osseuse et le magnésium soutient la fonction musculaire et nerveuse.

Antioxydants et vitamines : l'ail et la coriandre sont riches en antioxydants, qui aident à lutter contre le stress oxydatif et l'inflammation. Ils peuvent améliorer le bien-être général et soutenir le système immunitaire.

Fibres : les pois chiches fournissent des fibres, importantes pour une digestion saine et la régulation du transit intestinal. Les fibres contribuent également à la gestion du poids et au maintien de niveaux d'énergie stables.

Effet apaisant : les noix de cajou et le lait de coco apportent des graisses saines et crémeuses. Ces graisses saines, bénéfiques à la santé cardiovasculaire, peuvent contribuer à un bon équilibre hormonal.

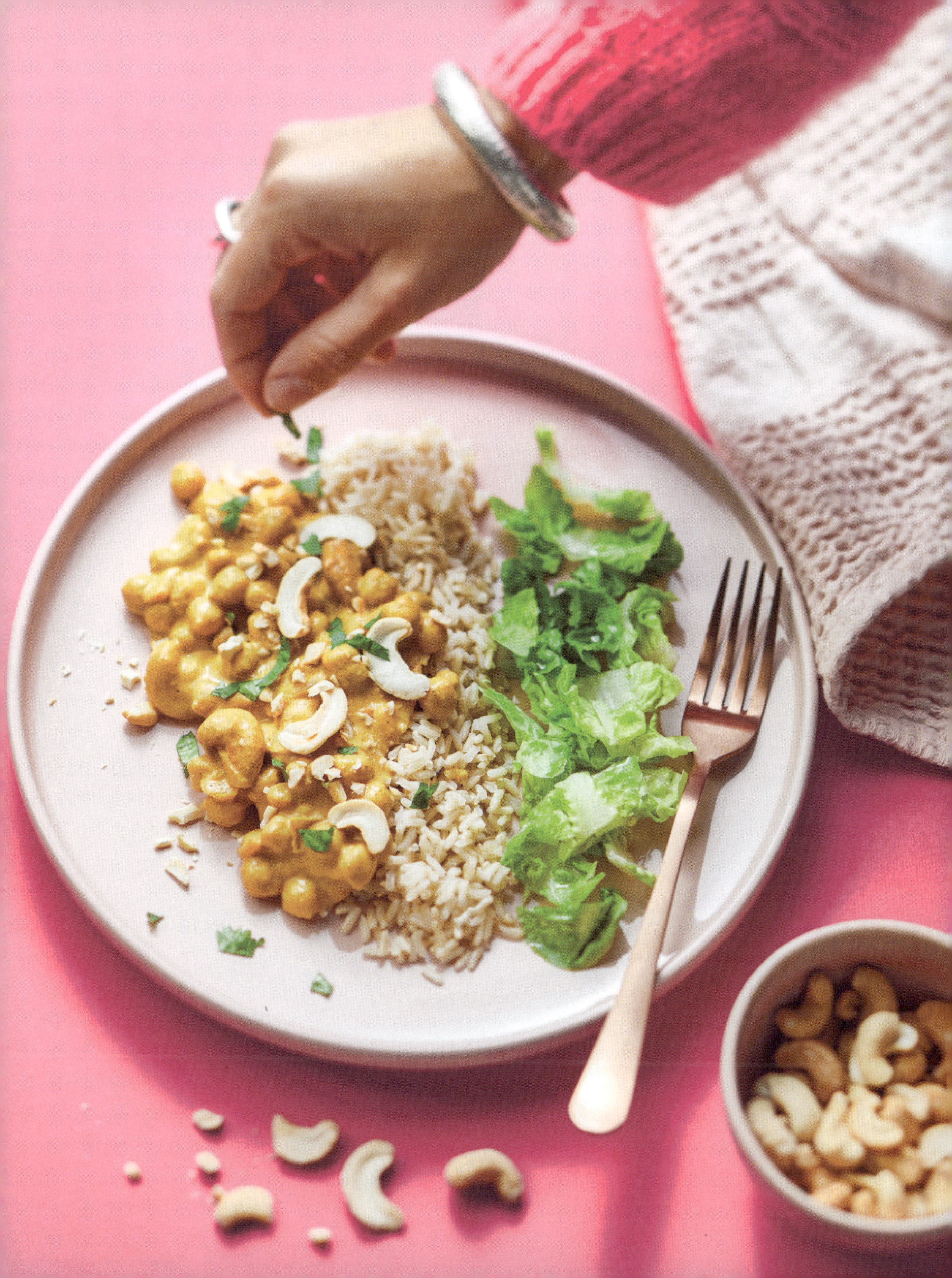

Quinoa au tempeh *et légumes*

Pour 4 personnes
Trempage : 2 h
Préparation : 20 min
Cuisson : 20 à 25 min

300 g de quinoa
2 cuil. à soupe d'huile d'olive
1 oignon
3 gousses d'ail
300 g de tempeh
1 carotte
4 cuil. à soupe de tamari
2 cuil. à café de curcuma en poudre
1 cuil. à café de gingembre en poudre
Persil frais
Sel et poivre

Version automne-hiver :
1 panais
1 petit chou-fleur

Version printemps-été :
2 courgettes
2 poivrons rouges

RECETTE

Dans l'idéal, faites tremper le quinoa pendant 2 heures (1 ou 2 jours si vous le souhaitez germé). Rincez-le bien à l'eau claire et faites-le cuire dans une casserole d'eau bouillante (1 volume de quinoa pour 2 volumes d'eau) pendant environ 10 minutes, jusqu'à ce que toute l'eau soit absorbée. Laissez reposer à couvert.

Pendant que le quinoa cuit, faites chauffer 2 cuillerées à soupe d'huile à feu moyen. Faites-y revenir quelques minutes l'oignon et l'ail épluchés et hachés. Ajoutez le tempeh coupé en dés et faites cuire environ 5 minutes, jusqu'à ce qu'il soit doré. Ajoutez la carotte épluchée et taillée en rondelles et les légumes coupés en dés en fonction de la saison et faites-les revenir jusqu'à ce qu'ils soient tendres (7 à 10 minutes pour les légumes d'été et 10 à 12 minutes pour les légumes d'hiver).

Incorporez le tamari, le curcuma et le gingembre, puis le quinoa cuit. Mélangez bien et laissez mijoter 2 À 3 minutes. Assaisonnez puis servez chaud, garni de persil ciselé ou de toute autre herbe fraîche.

ATOUTS BIEN-ÊTRE

- **Protéines complètes :** le quinoa et le tempeh sont des sources complètes de protéines, fournissant tous les acides aminés essentiels nécessaires à la préservation de la masse musculaire et au métabolisme.
- **Support digestif** : le quinoa est riche en fibres, ce qui favorise une digestion saine et aide à maintenir la régularité intestinale.
- **Propriétés anti-inflammatoires** : le curcuma et le gingembre sont connus pour leurs propriétés anti-inflammatoires, qui peuvent aider à soulager les douleurs articulaires et les inflammations.
- **Vitalité et énergie :** les légumes de saison et l'huile d'olive fournissent des vitamines, minéraux et antioxydants essentiels qui contribuent à maintenir l'énergie et la vitalité, en plus des graisses saines pour le cœur.
- **Équilibre hormonal** : le tempeh, fermenté à base de soja, contient des isoflavones qui peuvent soutenir l'équilibre hormonal et aider à atténuer certains symptômes de la ménopause.

IDÉE DE MARINADE

Pour une saveur miso, vous pouvez faire mariner le tempeh quelques heures au réfrigérateur avec 2 cuil. à soupe de pâte de miso, 3 cuil. à soupe d'eau, 1 cuil. à soupe de vinaigre de riz, 1 cuil. à soupe de sirop d'érable, 1 cuil. à café de gingembre frais râpé, 1 cuil. à café d'huile de sésame.

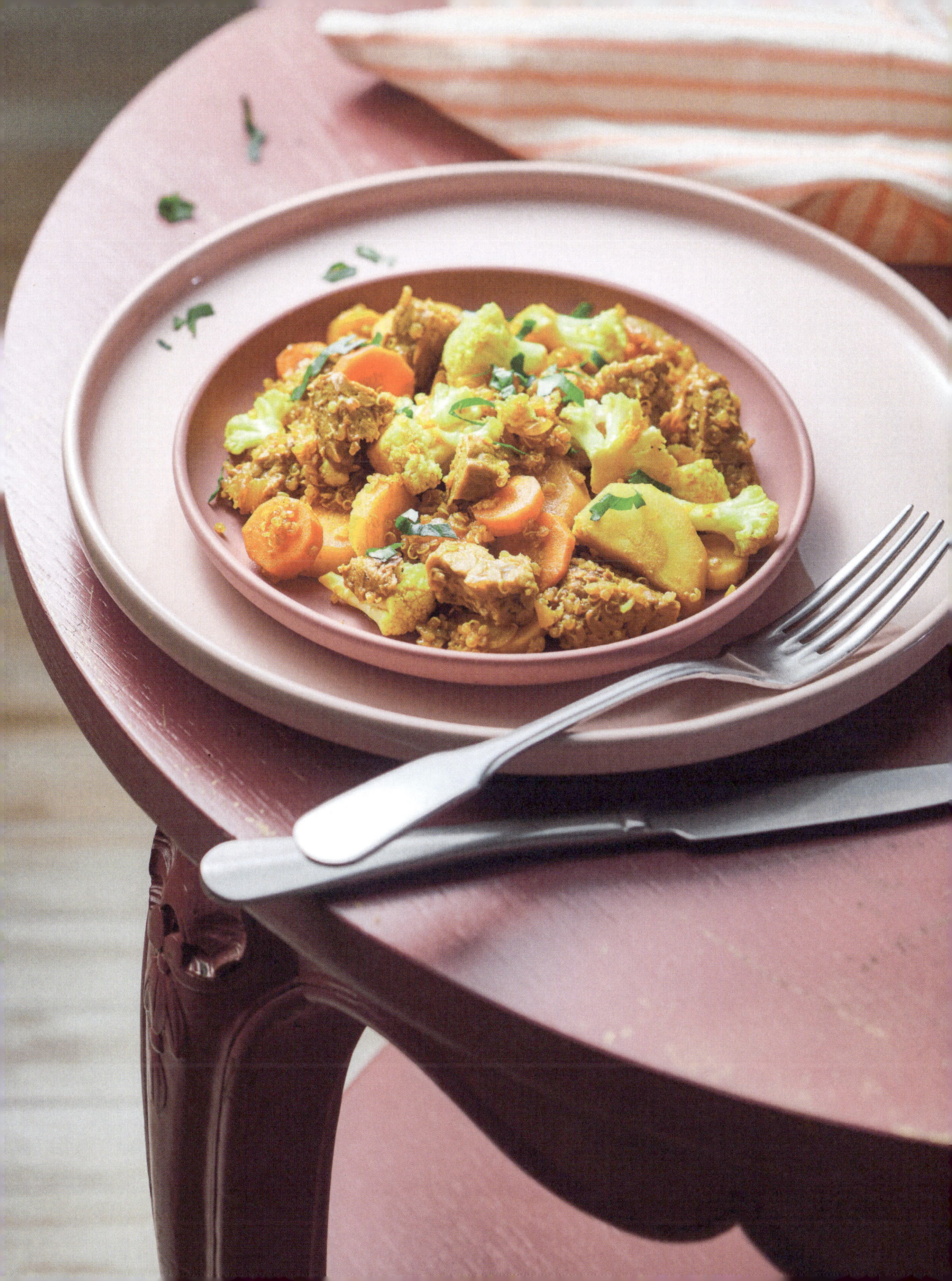

Pâtes végétariennes *aux lentilles*

Pour 4 personnes
Trempage : 10 min
Préparation : 15 min
Cuisson : 30 min

50 g de protéines de soja texturé (+ eau ou bouillon de légumes)

2 cuil. à soupe d'huile d'olive

1 oignon

2 gousses d'ail

1 branche de céleri

1 carotte

100 g de lentilles cuites (vertes ou brunes)

400 g de tomates concassées

1 cuil. à café d'origan séché

1 cuil. à café de basilic séché

300 g de spaghettis semi-complets ou complets

50 g de parmesan râpé

Sel et poivre

RECETTE

Placez les protéines de soja dans un bol et couvrez-les d'eau chaude ou de bouillon de légumes. Laissez-les tremper environ 10 minutes, puis égouttez-les et pressez-les pour enlever l'excès de liquide.

Faites chauffer l'huile à feu moyen dans une grande poêle ou une casserole. Ajoutez l'oignon épluché et haché et faites-le revenir jusqu'à ce qu'il soit translucide (environ 5 minutes).

Ajoutez l'ail pelé et haché, le céleri et la carotte coupés en dés. Faites cuire 5 à 7 minutes, jusqu'à ce que les légumes soient tendres. Incorporez les protéines de soja et les lentilles cuites, puis faites sauter 2 à 3 minutes. Ajoutez les tomates, l'origan et le basilic. Mélangez bien et laissez mijoter environ 15 minutes à feu doux. Assaisonnez.

Pendant que la sauce mijote, faites cuire les spaghettis dans une grande casserole d'eau bouillante salée en suivant les instructions du paquet (généralement 8 à 10 minutes pour des pâtes semi-complètes ou complètes). Égouttez-les avant de les mélanger avec la sauce aux légumes. Servez chaud avec du parmesan.

ATOUTS BIEN-ÊTRE

- **Protéines complètes :** les protéines de soja texturé et les lentilles offrent une source végétale de protéines complètes, importante pour le maintien de la masse musculaire et la régulation du métabolisme.
- **Fibres digestives :** les lentilles et les pâtes semi-complètes ou complètes fournissent des fibres, favorisant une digestion saine et contribuant à la régularité intestinale.
- **Antioxydants :** les tomates concassées sont riches en lycopène, un antioxydant qui aide à protéger les cellules contre les dommages oxydatifs et qui soutient la santé globale.
- **Équilibre glycémique :** les pâtes semi-complètes ou complètes ont un indice glycémique plus bas, ce qui aide à stabiliser la glycémie et à éviter les pics d'insuline, un facteur important pour la gestion du poids et la santé hormonale.
- **Soutien cardiovasculaire :** l'huile d'olive et le parmesan apportent des graisses saines et des nutriments qui soutiennent la santé cardiaque.

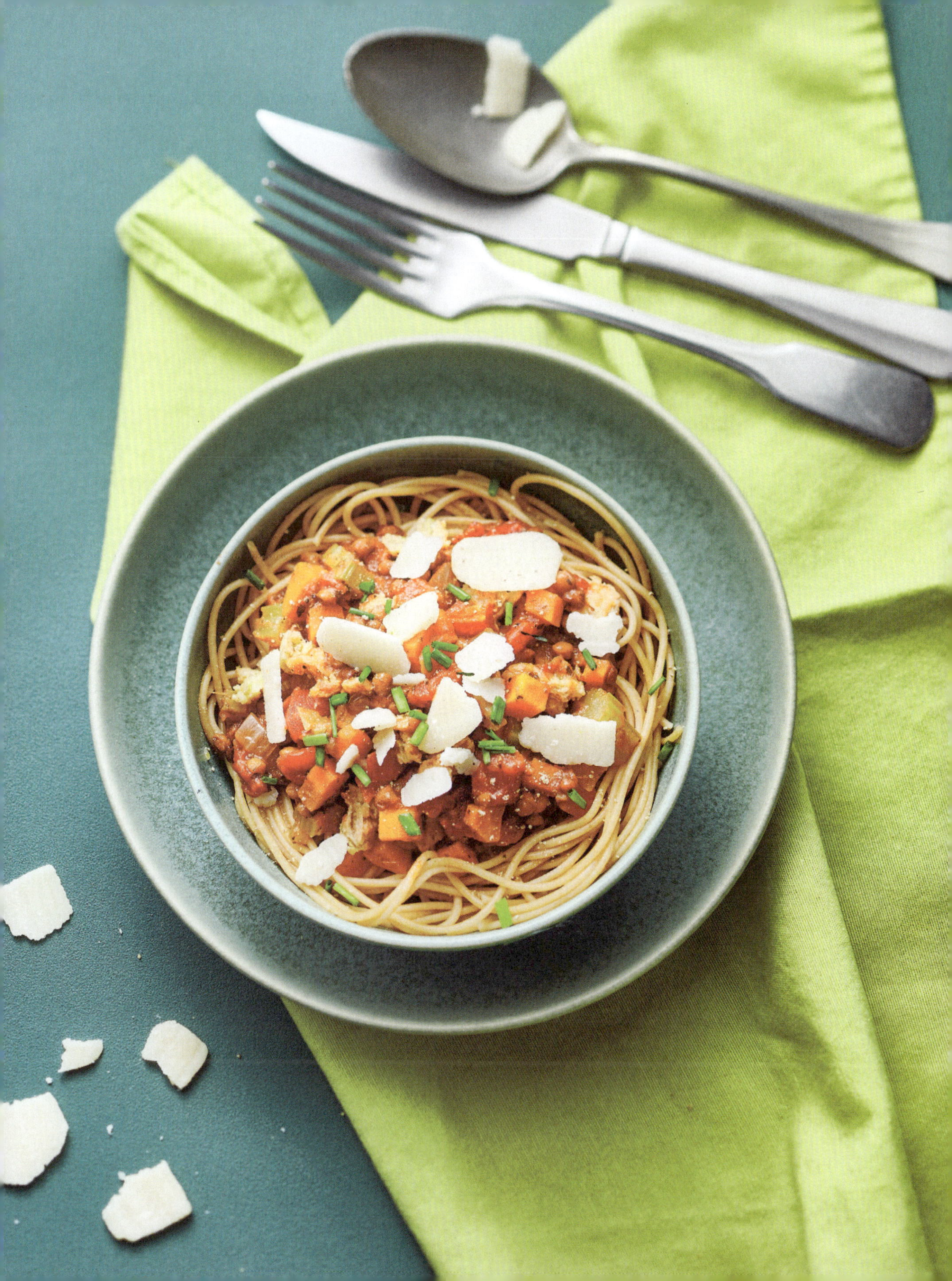

Tofu sauté *aux légumes*

Pour 4 personnes
Préparation : 15 min
Cuisson : 20 min

400 g de tofu ferme
2 cuil. à soupe de tamari
1 cuil. à soupe de vinaigre de riz
1 cuil. à soupe de sirop d'érable (ou de miel)
1 cuil. à soupe d'huile de sésame
2 gousses d'ail
2 cm de gingembre frais
200 g de haricots verts
200 g de pois mange-tout
2 choux pak-choï
1 cuil. à café de flocons de piment rouge
Graines de sésame
1 cébette

RECETTE

Égouttez le tofu et pressez-le pour enlever l'excès d'eau. Coupez-le en dés d'environ 2 cm.

Mélangez le tamari, le vinaigre et le sirop d'érable.

Faites chauffer l'huile dans une grande poêle ou un wok à feu moyen-élevé. Faites-y sauter les dés de tofu jusqu'à ce qu'ils soient dorés et croustillants sur tous les côtés (5 à 7 minutes). Retirez le tofu de la poêle.

Mettez-y un peu plus d'huile si nécessaire. Faites sauter l'ail pelé et émincé et le gingembre râpé environ 1 minute. Ajoutez les haricots verts équeutés et coupés en morceaux de 5 cm et laissez cuire environ 5 minutes, jusqu'à ce qu'ils commencent à devenir tendres. Ajoutez les pois mange-tout et faites sauter encore 2 à 3 minutes. Ajoutez les choux pak-choï coupés en lanières et laissez cuire jusqu'à ce qu'ils soient tendres (2 à 3 minutes).

Remettez le tofu dans la poêle avec les légumes. Versez la sauce sur le tout. Mélangez bien, ajoutez le piment et faites cuire 2 à 3 minutes supplémentaires pour bien réchauffer le tout et permettre aux saveurs de se mélanger. Servez parsemé de sésame et de cébette émincée.

ATOUTS BIEN-ÊTRE

- **Protéines :** le tofu ferme est une excellente source de protéines végétales, essentielles au maintien de la masse musculaire et à la régulation des hormones.
- **Fibres et antioxydants :** les légumes verts apportent des fibres et des antioxydants, soutenant la digestion et la protection cellulaire.
- **Équilibre glycémique :** le sirop d'érable ou le miel apportent une touche de douceur naturelle, mais leur quantité est modérée pour ne pas perturber l'équilibre glycémique.
- **Propriétés anti-inflammatoires :** les propriétés anti-inflammatoires du gingembre et de l'ail peuvent aider à réduire les symptômes liés à l'inflammation.
- **Graisses saines :** l'huile de sésame offre des graisses saines et des nutriments, importants pour le soutien cardiovasculaire et la santé générale.

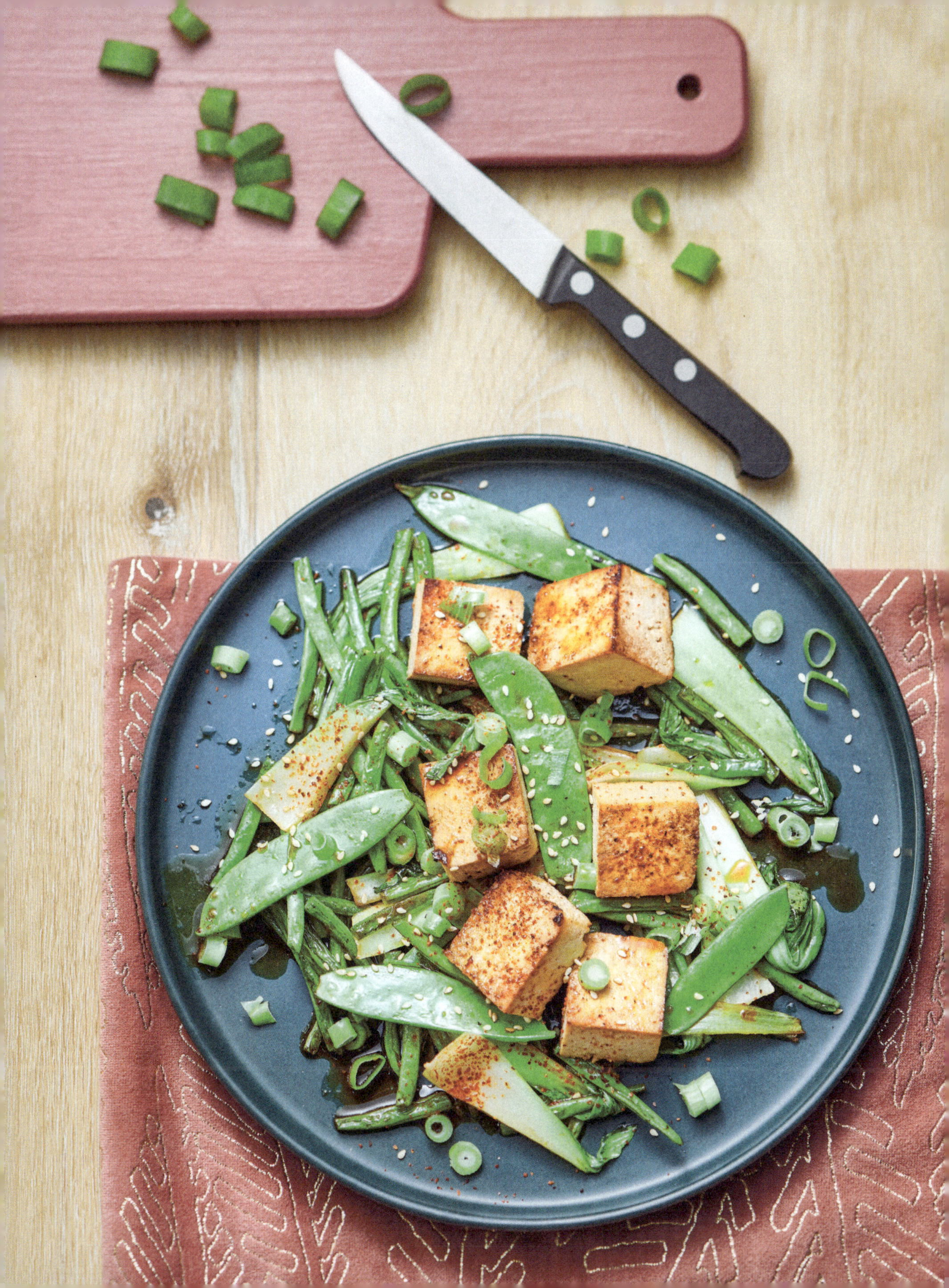

Poisson en croûte de noix *et légumes rôtis*

Pour 4 personnes
Préparation : 15 min
Cuisson : 25 min

Le jus de 2 citrons

2 gousses d'ail

Herbes fraîches (thym, romarin, persil)

4 filets de poisson blanc (cabillaud, merlu, bar…)

100 g de noix de Grenoble concassées

Huile d'olive

Sel et poivre

Version automne-hiver :

2 carottes

1 panais

1 navet

1 oignon rouge

2 gousses d'ail

Version printemps-été :

2 courgettes

2 poivrons (rouge, jaune, ou vert)

1 oignon rouge

2 gousses d'ail

RECETTE

Préchauffez le four à 180 °C (th. 6).

Coupez les légumes en rondelles ou en dés ou émincez-les. Disposez-les sur une plaque de cuisson. Arrosez avec 2 cuillerées à soupe d'huile, saupoudrez-les d'herbes et assaisonnez. Mélangez et enfournez le tout pour 20 à 25 minutes, jusqu'à ce qu'ils soient tendres et dorés.

Mélangez le jus de citron, 2 cuillerées à soupe d'huile, les gousses d'ail pelées et émincées, des herbes ciselées et assaisonnez. Badigeonnez généreusement chaque filet de poisson avec la préparation. Enrobez-les de noix, disposez-les sur une plaque de cuisson chemisée de papier sulfurisé et enfournez le tout à côté des légumes pour 15 à 20 minutes, jusqu'à ce que le poisson soit cuit et la croûte de noix dorée.

ATOUTS BIEN-ÊTRE

- **Protéines :** le poisson blanc offre une excellente source de protéines maigres, essentielles au maintien de la masse musculaire et à la gestion du poids pendant la ménopause.
- **Graisses saines :** les noix apportent des acides gras oméga 3, bénéfiques à la santé cardiaque et utiles pour réduire l'inflammation, souvent accrue pendant la ménopause.
- **Vitamines et minéraux :** les légumes rôtis fournissent des vitamines A, C et K ainsi que des minéraux comme le potassium, qui soutiennent la santé des os et la régulation de la pression artérielle.
- **Antioxydants :** l'utilisation d'herbes fraîches et de citron dans la marinade apporte des antioxydants qui aident à combattre le stress oxydatif et soutiennent la santé générale.
- **Soutien digestif :** l'huile d'olive, riche en acides gras mono-insaturés, améliore la digestion et aide à maintenir une bonne santé intestinale.

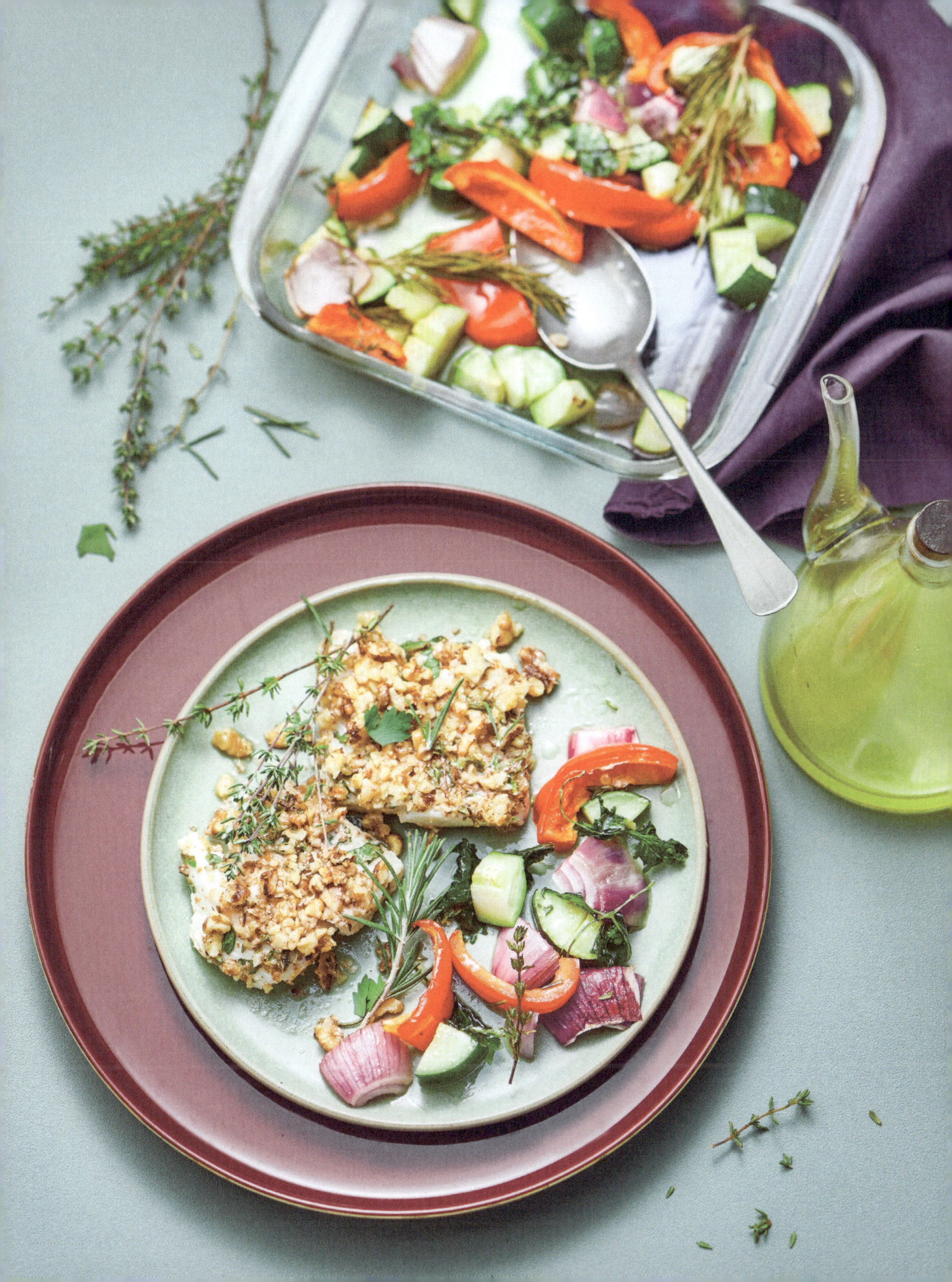

Smoothie *à la banane et aux graines de lin*

Pour 1 personne
Préparation : 5 min

250 ml de lait végétal
1 banane
1 cuil. à soupe de graines de lin moulues

RECETTE

Mixez l'ensemble des ingrédients dans un blender. Dégustez sans attendre.

ATOUTS BIEN-ÊTRE

- **Fibres et digestion :** les graines de lin moulues sont riches en fibres, favorisant une digestion saine et aidant à prévenir la constipation.
- **Acides gras oméga 3 :** les graines de lin sont une excellente source d'acides gras oméga 3, qui soutiennent la santé cardiaque et peuvent aider à réduire les symptômes inflammatoires.
- **Énergie et vitalité :** la banane apporte du potassium et des glucides naturels pour une énergie soutenue tout au long de la journée, ce qui est crucial pour maintenir une bonne vitalité pendant la ménopause.
- **Soutien à l'humeur :** le lait végétal enrichi en calcium contribue à la santé osseuse et peut également influencer positivement l'humeur, en réduisant le risque de carences minérales liées aux changements hormonaux.
- **Protéines supplémentaires :** l'ajout de protéines végétales en poudre peut enrichir le smoothie en protéines complètes, essentielles à la préservation de la masse musculaire et au métabolisme énergétique.

CONSEILS

Vous pouvez ajouter 2 cuillerées à soupe de protéines végétales en poudre bio (sans épaississant ni additif chimique) : les protéines de chanvre, le mélange pois-riz et la farine de lupin présentent des acides aminés intéressants.

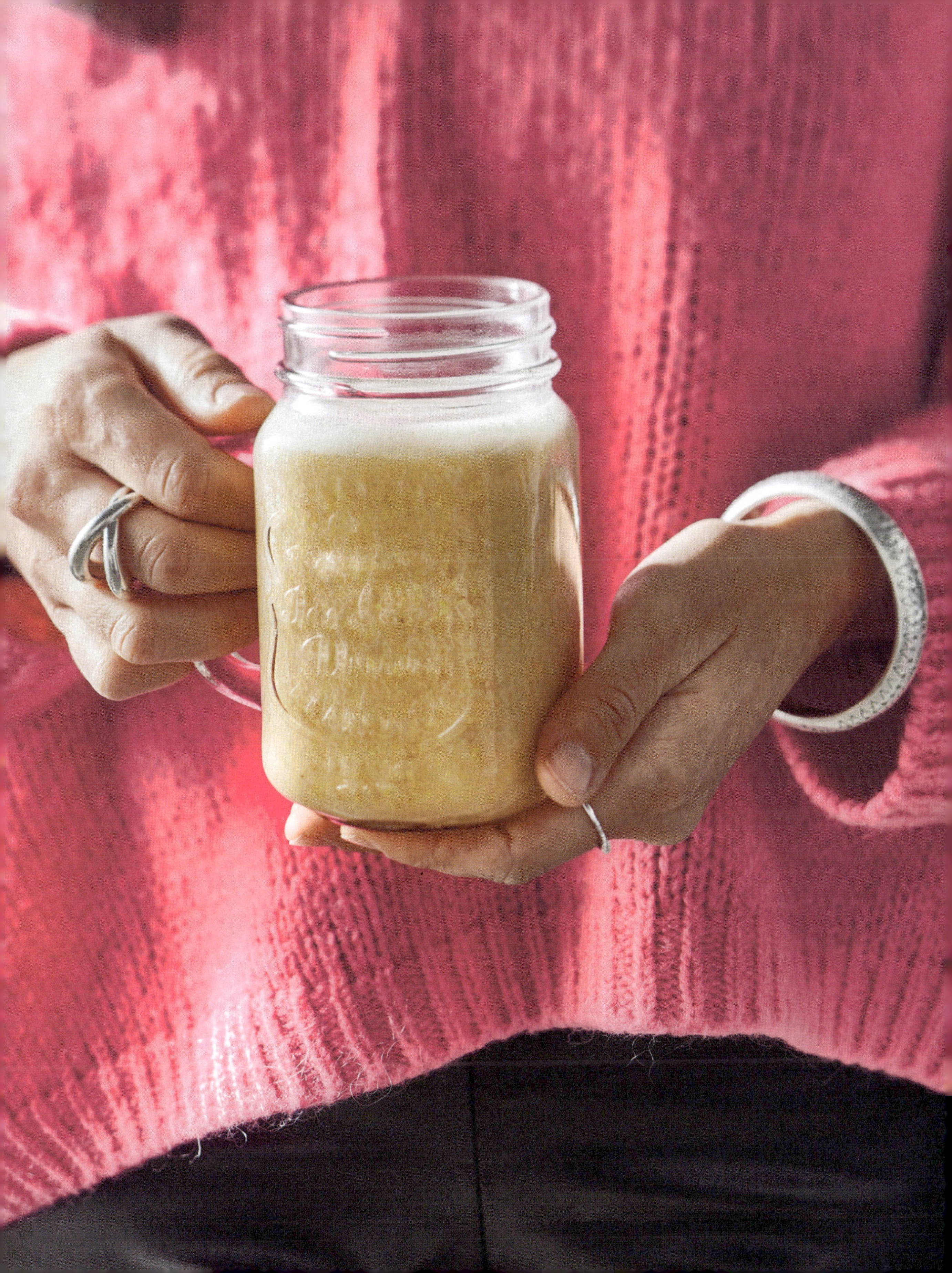

Recettes *pour les douleurs articulaires et la prévention de l'ostéoporose*

Les changements hormonaux de la ménopause peuvent affecter la densité osseuse et entraîner des douleurs articulaires. Des plats riches en calcium, en vitamine D et en vitamine K sont essentiels pour renforcer les os et apaiser l'inflammation, tout en prévenant les risques d'ostéoporose.

Calcium, vitamine D et vitamine K

Le calcium

Les œstrogènes sont des hormones clés pour maintenir la densité osseuse en inhibant la résorption osseuse, processus naturel de décomposition des os qui libère des minéraux dans le sang, entraînant un transfert de calcium du tissu osseux vers le sang. La chute du taux d'œstrogènes pendant la ménopause augmente le risque de perte de densité osseuse et d'ostéoporose.

Le calcium est un composant majeur des os, contribuant à leur structure et à leur solidité. Un apport adéquat est essentiel pour maintenir une bonne densité osseuse et réduire le risque de fracture.

Le calcium joue également un rôle dans la prévention des problèmes dentaires, le maintien d'une bonne fonction musculaire, la communication entre les nerfs et les muscles, ainsi que dans le bon fonctionnement du système nerveux en général. De plus, il contribue à maintenir une pression artérielle saine et il est utile dans plusieurs processus métaboliques, y compris la gestion du poids.

Une alimentation équilibrée et variée au quotidien permet de couvrir les besoins en calcium.

Les aliments riches en calcium

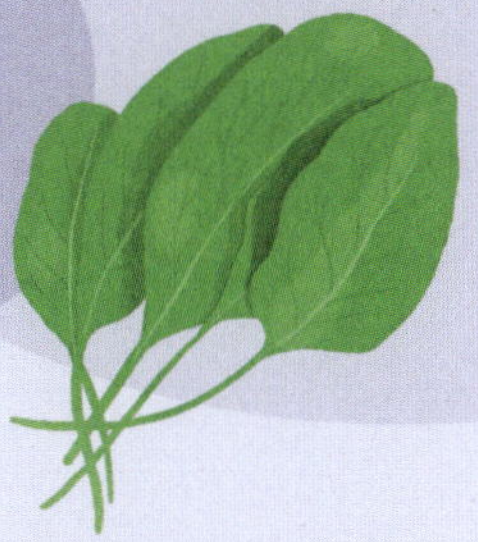

Légumes à feuilles vertes
Brocolis, choux frisés, choux lisses, choux kale, épinards, blettes, salade verte, roquette, mâche

Légumineuses trempées
Haricots (blancs, rouges, noirs, romains, pintos, mungos, azukis, soja, flageolets, fèves), pois chiches, pois cassés et jaunes

Fruits
Oranges, figues fraîches et séchées

Poissons gras à l'huile d'olive
(consommer les petits avec les arêtes car le calcium est dedans)
Sardines, maquereaux, harengs, saumons sauvages, thons sauvages

Fromage
Pecorino (fromage de brebis à pâte dure), comté

Noix et graines
Amandes, graines de chia, graines de sésame

Produits laitiers
Voir encadré page suivante

Autres
Thym, cannelle, algues (kelp, wakamé, kombu royal), crevettes, tofu

Quid des produits laitiers et du calcium ?

Les vaches d'élevage intensif évacuent, dans leur lait, une partie des antibiotiques et des hormones avec lesquelles elles sont traitées. Elles ne mangent pas uniquement de l'herbe, mais un mélange d'herbes et de céréales, ce qui augmente la part des oméga 6 pro-inflammatoires au détriment des oméga 3 anti-inflammatoires. De plus, le processus de pasteurisation modifie les protéines du lait et les rend inflammatoires. Le calcium dans les produits laitiers n'est assimilable qu'à 30 %, alors que l'on trouve du calcium mieux assimilable dans les végétaux.

Les produits laitiers ne sont pas à exclure, mais à choisir de bonne qualité.
Pour cela, je vous renvoie aux conseils p. 108.

Les vitamines D et K

La vitamine D facilite l'absorption du calcium du tube digestif vers le sang. En cas de carence, le corps ne peut pas absorber efficacement le calcium des aliments, même si l'apport en calcium est suffisant. Or, comme nous l'avons déjà expliqué, une bonne absorption du calcium est cruciale pendant la ménopause pour maintenir la densité osseuse et prévenir l'ostéoporose.
La vitamine D joue également un rôle dans la fonction musculaire et aide à prévenir les faiblesses et douleurs musculaires. Elle renforce le système immunitaire, aidant à protéger contre les infections. De plus, elle est impliquée dans les processus de régulation de l'humeur et la prévention de la dépression.

La vitamine K dirige le calcium du sang vers les os et agit donc en synergie avec la vitamine D. Elle joue également un rôle dans la coagulation sanguine en activant les protéines nécessaires à la formation de caillots sanguins, aidant à prévenir les saignements excessifs. De plus, elle contribue à prévenir la calcification des artères en activant des protéines qui inhibent le dépôt de calcium dans les vaisseaux sanguins.

Les aliments riches en vitamines D et K

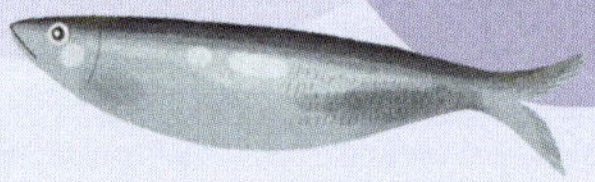

Vitamine D

Poissons gras
Sardines, maquereaux, saumons sauvages, harengs, thons sauvages, anchois, truites

Huile de foie de poisson

Œufs
(mollets, au plat ou à la coque)

mais aussi l'exposition au soleil*

Vitamine K

Légumes à feuilles vertes
Brocolis, choux frisés, choux lisses, choux kale, épinards, blettes, salade verte, roquette, mâche

Produits laitiers fermentés

*Trente minutes par jour, en manches courtes. En été, privilégier une exposition en début et en fin de journée. C'est l'exposition longue et immobile qui est dangereuse.

Bouillon *d'os*

Le bouillon d'os est particulièrement intéressant pendant la ménopause en raison de sa richesse en collagène et en glutamine, présents dans les os et les tissus conjonctifs animaux. Ce bouillon possède des vertus nourrissantes pour la peau, les ongles, les cheveux et les tissus conjonctifs. Il est également reminéralisant pour l'organisme, apportant des oligo-éléments tels que le phosphore, le calcium, le magnésium et le silicium. Le bouillon d'os aide à apaiser et régénérer la paroi intestinale grâce à sa teneur en glutamine. Il contient aussi des acides aminés comme la glycine, la proline, la glucosamine et la chondroïtine, qui luttent contre la porosité intestinale et préviennent les problèmes d'arthrose et de rhumatismes.

Pour 4 l
Préparation : 30 min
Cuisson : 7 h
Conservation : 5 jours au réfrigérateur

1,5 kg d'os de bœuf nourri à l'herbe ou de carcasse de volaille (avec les pattes)
3 cuil. à soupe de vinaigre de cidre
4 gousses d'ail écrasées
1 oignon épluché
1 carotte épluchée
1 branche de céleri
1 poignée d'algues fraîches ou sèches
1 cuil. à soupe de sel
Épices au choix (laurier, badiane, gingembre, curcuma, cannelle...)
Tamari
Sel et poivre

RECETTE

Placez l'ensemble des ingrédients dans une grande marmite avec 4 litres d'eau froide. Portez le mélange à ébullition, puis réduisez le feu pour laisser mijoter doucement pendant 7 heures. Ajoutez de l'eau si nécessaire pour garder les os immergés. Laissez refroidir et filtrez le bouillon. Rectifiez l'assaisonnement avec du tamari, du sel et du poivre.

ATOUTS BIEN-ÊTRE

Collagène : les os et les cartilages utilisés dans le bouillon sont une excellente source de collagène, important pour maintenir la santé des articulations, de la peau et des cheveux. Le collagène peut également aider à améliorer l'élasticité de la peau et à réduire les rides.

Minéraux : le bouillon d'os, enrichi par le vinaigre de cidre, extrait les minéraux des os, notamment le calcium, le magnésium et le phosphore. Ces minéraux sont essentiels à la santé osseuse, surtout pendant la ménopause, lorsque le risque d'ostéoporose augmente.

Acides aminés : les acides aminés présents dans le bouillon d'os, comme la proline et la glycine, sont importants pour la réparation des tissus, la santé digestive et la réduction de l'inflammation. Ils peuvent également contribuer à une meilleure qualité du sommeil en favorisant la production de neurotransmetteurs relaxants.

Antioxydants : les épices comme le gingembre, le curcuma et la cannelle apportent des propriétés antioxydantes et anti-inflammatoires. Elles aident à réduire le stress oxydatif et l'inflammation.

Hydratation et soutien digestif : le bouillon d'os est hydratant et peut soutenir une digestion saine grâce à ses propriétés réparatrices et apaisantes pour le système digestif. Une bonne hydratation et une digestion efficace sont essentielles au bien-être général.

CONSEIL

Le bouillon d'os peut être utilisé dans les soupes, à la place de l'eau de cuisson du riz ou du quinoa, ou être consommé tel quel. Vous pouvez le congeler dans des bacs à glaçons pour l'utiliser plus tard en cuisine. Une couche de graisse se forme sur le dessus. Vous pouvez la mélanger au bouillon ou l'utiliser pour la cuisson des aliments.

Soupe *miso*

Cette recette très digeste est intéressante pour reposer le système digestif. Pendant la ménopause, il est ponctuellement recommandé de le mettre au repos afin de faciliter le travail du foie et d'améliorer la qualité du sommeil. Cette soupe peut se consommer à tous les repas, même au petit déjeuner, avec du riz par exemple.

Pour 4 personnes
Trempage : 10 min
Préparation : 10 min
Cuisson : 10 min

2 cuil. à soupe d'algues séchées

1 l de bouillon dashi

100 g de champignons (shiitakés, pleurotes, enokis...)

250 g de tofu ferme

3 cuil. à soupe de miso brun ou blanc

2 oignons verts

RECETTE

Placez les algues dans un bol d'eau froide et laissez-les tremper 5 à 10 minutes, jusqu'à ce qu'elles soient réhydratées. Égouttez-les avant de les couper en morceaux si nécessaire.

Portez le bouillon dashi à ébullition dans une grande casserole. Ajoutez les champignons émincés et laissez-les cuire environ 5 minutes. Ajoutez le tofu coupé en dés et les algues. Laissez mijoter environ 2 minutes.

Baissez le feu pour que le bouillon soit juste en dessous du point d'ébullition. Ajoutez le miso et mélangez bien pour le dissoudre sans faire de grumeaux. Une fois la pâte miso bien incorporée, ajoutez les oignons verts émincés et servez immédiatement.

ATOUTS BIEN-ÊTRE

Isoflavones : le miso, à base de soja fermenté, contient des isoflavones, des composés phytœstrogènes qui imitent l'action des œstrogènes dans le corps. Ils peuvent aider à atténuer certains symptômes de la ménopause, comme les bouffées de chaleur, en équilibrant les taux d'hormones.

Protéines : le tofu est une excellente source de protéines végétales, cruciales pour le maintien de la masse musculaire et la gestion du poids. Les protéines aident également à stabiliser le taux de sucre sanguin, contribuant à maintenir l'énergie tout au long de la journée.

Vitamines B et D : les champignons, notamment les shiitakés et les pleurotes, fournissent des vitamines B et D. Les premières sont importantes pour le métabolisme énergétique et la gestion du stress, tandis que la seconde aide à maintenir la santé osseuse et l'équilibre de l'humeur.

Minéraux : les algues du bouillon apportent des minéraux tels que le calcium, le potassium et le fer, essentiels au maintien de la santé cardiovasculaire et aux fonctions corporelles globales.

Hydratation : le bouillon dashi contribue à une bonne hydratation, essentielle à la santé de la peau et à la gestion des symptômes de sécheresse.

Bouillon *dashi*

Pour 4 portions
Préparation : 15 min
Cuisson : 30 min

10 g de shiitakés séchés

10 g de kombu séché

RECETTE

Mettez les shiitakés et le kombu (coupé en deux) dans un grand bocal. Versez 1 litre d'eau bouillante dessus, fermez le bocal et laissez infuser pendant 1 à 2 heures, voire toute une nuit au réfrigérateur. Filtrez et gardez 2 à 3 jours au réfrigérateur.

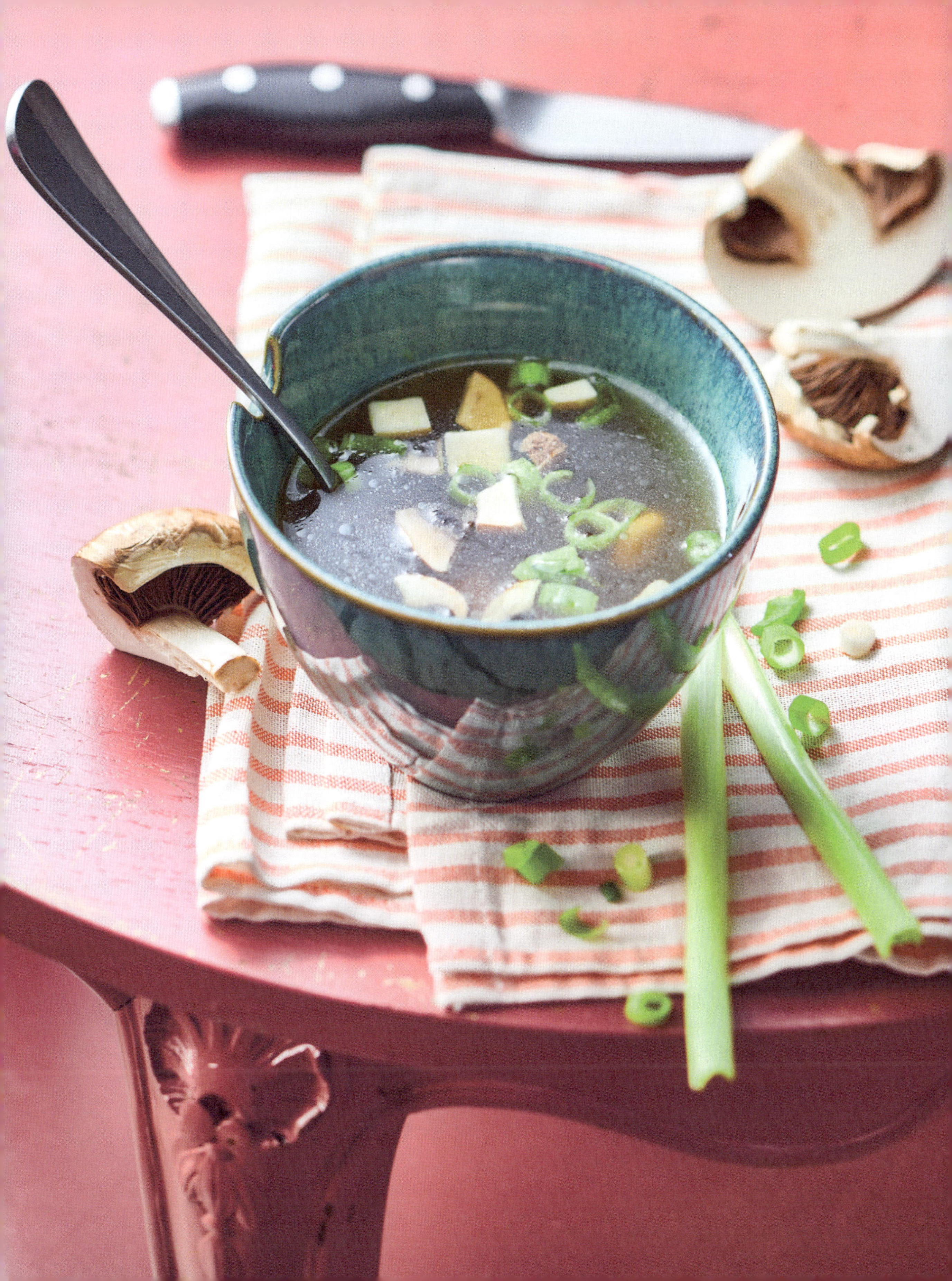

Soupe *phô*

La soupe phô est une délicieuse soupe vietnamienne traditionnellement à base de bouillon de bœuf, de nouilles de riz et d'herbes aromatiques. Pour cette version, nous allons utiliser des ingrédients riches en nutriments essentiels pour soutenir le bien-être pendant la ménopause.

Pour 4 personnes
Préparation : 20 min
Cuisson : 45 min

Pour le bouillon :

- 1 oignon
- 3 gousses d'ail
- 5 cm de gingembre frais
- 1,5 l de bouillon de poulet ou de légumes (maison de préférence)
- 1 bâton de cannelle
- 3 étoiles de badiane
- 4 clous de girofle
- 1 cuil. à soupe de graines de fenouil
- 1 cuil. à soupe de sauce tamari
- 1 cuil. à soupe de vinaigre de cidre

Pour la soupe :

- 200 g de tofu ferme
- 1 carotte
- 1 courgette
- 200 g de shiitakés (frais ou réhydratés)
- 200 g de nouilles de riz complet (ou de sarrasin)
- 100 g de pousses d'épinards
- 100 g de germes de haricot mungo
- 2 oignons verts
- 1 petit bouquet de coriandre fraîche
- 1 petit bouquet de basilic thaï
- 1 citron vert
- Huile d'olive

RECETTE

Faites revenir l'oignon épluché et coupé en deux, l'ail écrasé et le gingembre râpé 3 à 4 minutes à feu moyen dans une grande casserole pour libérer les arômes.

Ajoutez le bouillon et les épices. Portez à ébullition, puis réduisez le feu et laissez mijoter 30 minutes. Incorporez la sauce tamari et le vinaigre. Mélangez bien.

Pendant que le bouillon mijote, faites cuire les nouilles en suivant les instructions du paquet et égouttez-les.

Faites chauffer un filet d'huile dans une poêle et faites-y dorer le tofu coupé en dés 5 à 7 minutes, jusqu'à ce qu'ils soient croustillants.

Filtrez le bouillon et remettez-le dans la casserole. Ajoutez la carotte et la courgette coupées en julienne ainsi que les shiitakés émincés. Laissez mijoter 5 minutes, jusqu'à ce que les légumes soient tendres.

Ajoutez les pousses d'épinards et laissez-les flétrir dans le bouillon chaud.

Répartissez les nouilles dans 4 grands bols. Ajoutez le tofu dessus. Versez le bouillon chaud avec les légumes. Garnissez avec les germes de haricot mungo, les oignons verts émincés, la coriandre et le basilic thaï ciselés. Servez avec des quartiers de citron vert à presser à votre gré.

ATOUTS BIEN-ÊTRE

- **Phytoœstrogènes :** le tofu et les germes de haricot mungo contiennent des phytoœstrogènes qui aident à rétablir l'équilibre hormonal.
- **Calcium et magnésium :** les épinards sont riches en calcium et en magnésium, essentiels au bien-être osseux.
- **Protéines végétales :** le tofu fournit une bonne source de protéines, importante pour maintenir la masse musculaire.
- **Vitamine D et fibres :** les shiitakés sont riches en vitamine D et fibres, favorisant la santé immunitaire et digestive.
- **Antioxydants :** les herbes fraîches, comme la coriandre et le basilic thaï, sont riches en antioxydants, qui aident à combattre le stress oxydatif.

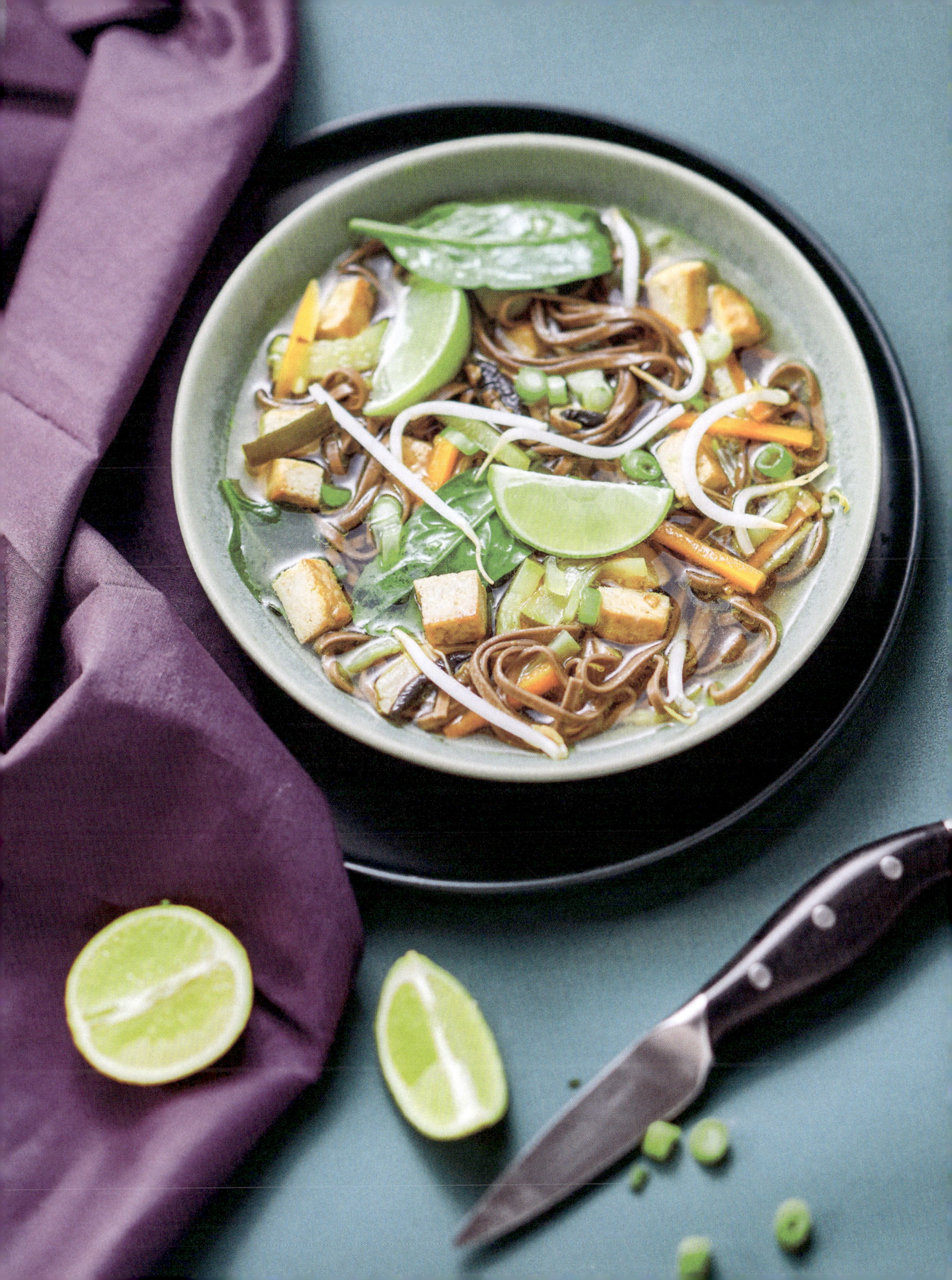

Soupe de courge, *lentilles, curcuma et gingembre*

Pour 4 personnes
Préparation : 20 min
Cuisson : 35 min

1 courge butternut (environ 800 g)

200 g de lentilles corail

1 oignon

3 gousses d'ail

5 cm de gingembre frais

2 cuil. à soupe d'huile d'olive

1 cuil. à soupe de curcuma en poudre

1 l de bouillon de légumes (de préférence maison)

400 ml de lait de coco

1 cuil. à soupe de graines de courge (optionnel)

1 petit bouquet de coriandre fraîche (optionnel)

Sel et poivre

RECETTE

Pelez la courge butternut et coupez-la en dés. Rincez les lentilles sous l'eau froide jusqu'à ce que l'eau soit claire. Épluchez l'oignon et l'ail. Émincez l'oignon et hachez l'ail. Râpez le gingembre.

Faites chauffer l'huile à feu moyen dans une grande casserole et faites-y revenir l'oignon jusqu'à ce qu'il soit translucide (environ 5 minutes). Ajoutez l'ail et le gingembre. Faites revenir encore 2 minutes. Ajoutez les dés de courge et le curcuma et mélangez bien. Versez le bouillon et portez à ébullition.

Ajoutez les lentilles, réduisez le feu et laissez mijoter environ 20 minutes, jusqu'à ce que la courge et les lentilles soient tendres. Utilisez un mixeur plongeant pour mixer la soupe jusqu'à obtenir une consistance lisse (vous pouvez également utiliser un mixeur traditionnel, en procédant en plusieurs fois si besoin). Ajoutez le lait de coco puis mélangez bien. Assaisonnez et laissez mijoter encore 5 minutes pour que les saveurs se développent.

Servez la soupe chaude dans des bols, parsemée de graines de courge et de coriandre ciselée.

ATOUTS BIEN-ÊTRE

- **Nutriments :** la courge butternut est riche en vitamines A et C, en fibres et en antioxydants. Les lentilles corail apportent des protéines végétales et des fibres, essentielles à la digestion et au maintien de la masse musculaire.
- **Propriétés anti-inflammatoires :** le curcuma contient de la curcumine, un puissant anti-inflammatoire naturel. L'ajout de gingembre, riche en gingérol, aide à activer la curcumine, maximisant ses effets bénéfiques.
- **Hydratation et graisses saines :** le lait de coco apporte des acides gras sains et contribue à l'hydratation, aidant à maintenir une peau saine et à réduire les inflammations.
- **Soutien digestif :** le gingembre, bien connu pour ses propriétés digestives, peut aider à soulager les nausées et les inconforts digestifs.

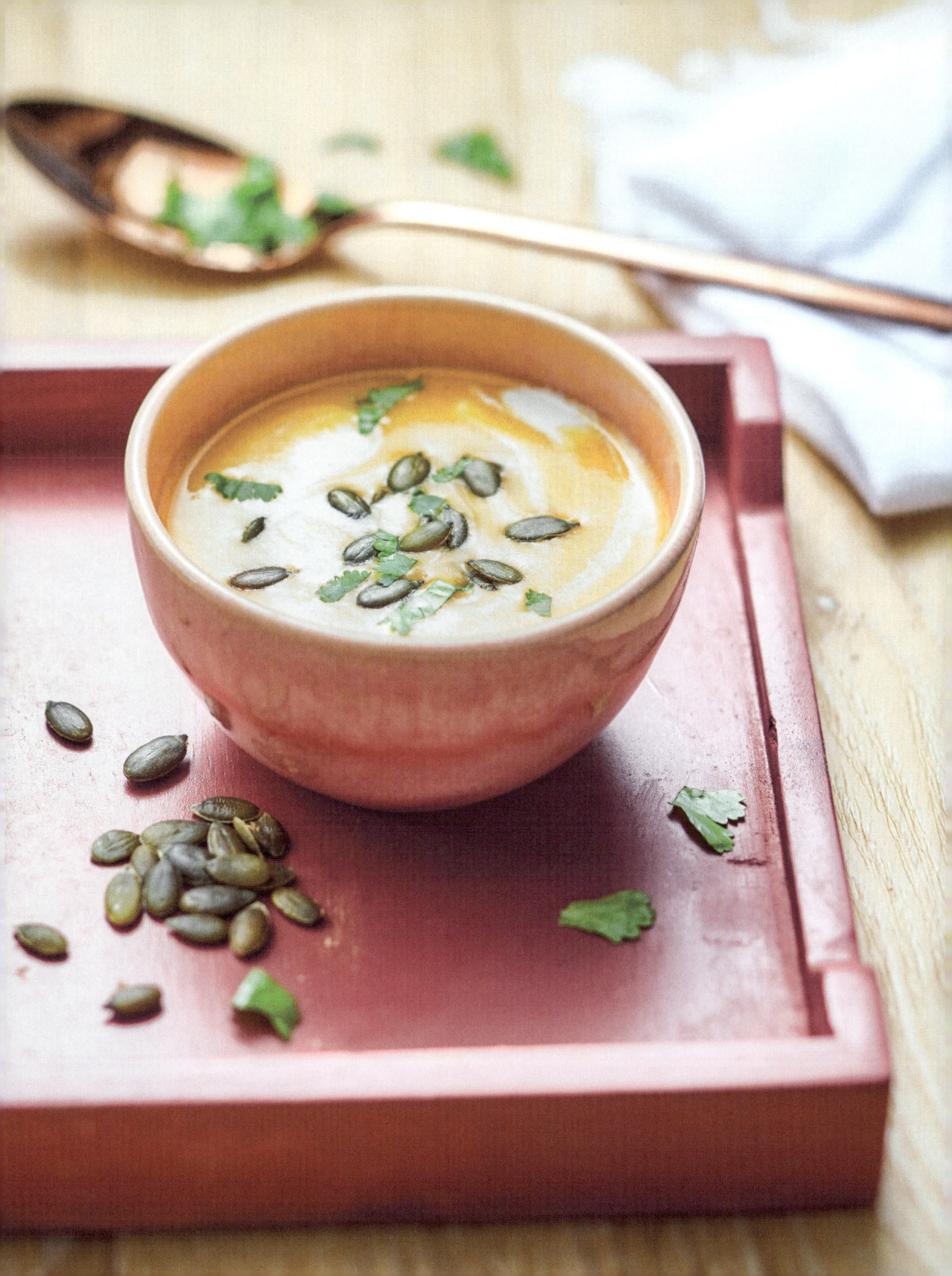

Tartines
de patate douce rôtie

Pour 4 personnes
Préparation : 20 min
Cuisson : 25 min

2 grandes patates douces
2 cuil. à soupe d'huile d'olive
2 avocats
Le jus de 1 citron
6 radis
1 concombre
1 petit bouquet de coriandre fraîche
1 poignée de graines de courge
100 g de feta
Sel et poivre

RECETTE

Préchauffez le four à 200 °C (th. 6-7).

Lavez les patates douces et coupez-les en tranches d'environ 1 cm d'épaisseur dans le sens de la longueur. Placez-les sur une plaque de cuisson chemisée de papier sulfurisé. Badigeonnez-les d'huile des deux côtés et assaisonnez-les. Enfournez pour 25 minutes, jusqu'à ce qu'elles soient tendres et dorées (retournez-les à mi-cuisson pour une cuisson uniforme).

Écrasez les avocats dans un bol et ajoutez le jus de citron, du sel et du poivre. Mélangez bien. Émincez les radis et le concombre. Ciselez la coriandre.

Une fois les tranches de patate douce cuites, sortez-les du four et étalez une couche généreuse de purée d'avocat dessus. Ajoutez des tranches de radis et de concombre, parsemez de graines de courge et de coriandre.

Ajoutez des miettes de feta pour une touche crémeuse et salée, puis servez immédiatement.

ATOUTS BIEN-ÊTRE

- **Nutriments :** les patates douces sont une excellente source de vitamines A et C ainsi que de fibres, aidant à maintenir une digestion et une peau saines.
- **Soutien hormonal :** les avocats sont riches en vitamine E et en acides gras mono-insaturés, qui peuvent aider à équilibrer les hormones.
- **Propriétés anti-inflammatoires :** le concombre et les radis apportent des antioxydants et des composés anti-inflammatoires.
- **Magnésium et zinc :** les graines de courge sont riches en magnésium et en zinc, deux minéraux essentiels au bien-être hormonal et osseux.
- **Hydratation et fraîcheur :** le concombre et le citron contribuent à l'hydratation et apportent une touche de fraîcheur essentielle au bien-être général.

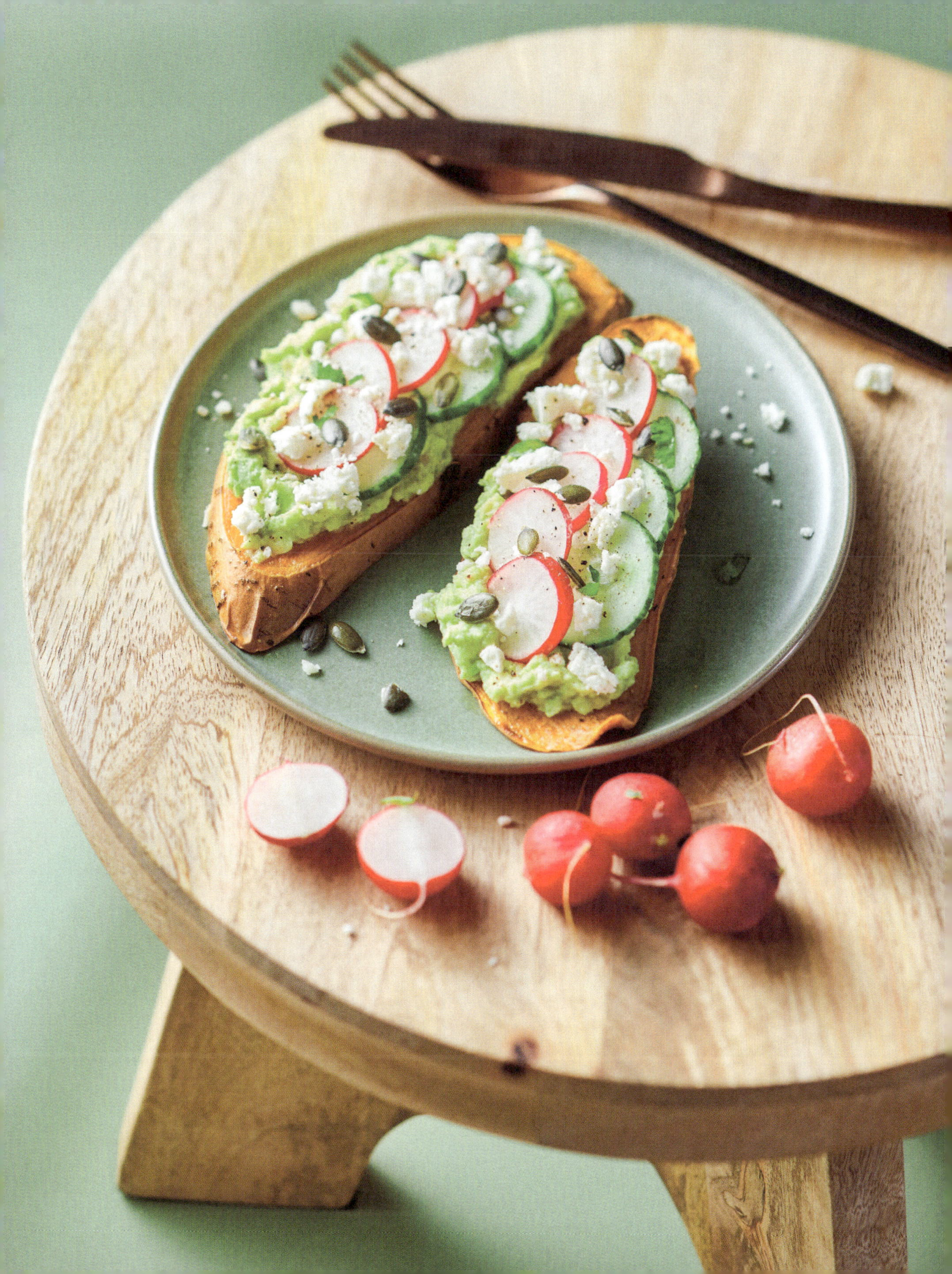

Salade de pomme de terre *et hareng*

Pour 4 personnes
Préparation : 20 min
Cuisson : 20 min

600 g de pommes de terre

200 g de filets de hareng fumés

1 oignon rouge

2 cornichons

1 pomme

3 cuil. à soupe de yaourt nature (au lait cru de brebis ou de chèvre)

2 cuil. à soupe de moutarde à l'ancienne

1 cuil. à soupe de vinaigre de cidre

2 cuil. à soupe d'huile d'olive

1 petit bouquet de ciboulette

1 petit bouquet d'aneth frais

Sel et poivre

RECETTE

Lavez les pommes de terre. Mettez-les dans une grande casserole, puis couvrez-les d'eau froide salée et portez à ébullition. Réduisez le feu et laissez cuire 15 à 20 minutes, jusqu'à ce qu'elles soient tendres. Égouttez-les, pelez-les si nécessaire et coupez-les en dés.

Coupez les filets de hareng en morceaux de taille moyenne. Épluchez et émincez l'oignon rouge. Coupez les cornichons en rondelles et la pomme en dés.

Mélangez le yaourt, la moutarde, le vinaigre et l'huile. Assaisonnez.

Mélangez les dés de pommes de terre et de hareng, l'oignon, les cornichons et la pomme dans un grand saladier. Versez la vinaigrette et mélangez délicatement. Ajoutez la ciboulette et l'aneth ciselés, puis mélangez de nouveau. Servez immédiatement ou réfrigérez 1 heure pour laisser les saveurs se mélanger.

ATOUTS BIEN-ÊTRE

- **Acides gras oméga 3 :** le hareng est une excellente source d'acides gras oméga 3, bénéfiques au bien-être cardiovasculaire, qui peuvent aussi aider à réduire l'inflammation.
- **Protéines et minéraux :** le hareng et les pommes de terre apportent une bonne quantité de protéines et de minéraux comme le potassium et le magnésium, essentiels au bien-être musculaire et osseux.
- **Fibres et vitamines :** les pommes de terre et les pommes fournissent des fibres qui favorisent une digestion saine, ainsi que des vitamines C et B6, importantes pour le système immunitaire et la gestion du stress.
- **Probiotiques :** le yaourt au lait cru de brebis ou de chèvre apporte des probiotiques, bénéfiques à la santé intestinale, souvent affectée par les changements hormonaux pendant la ménopause.

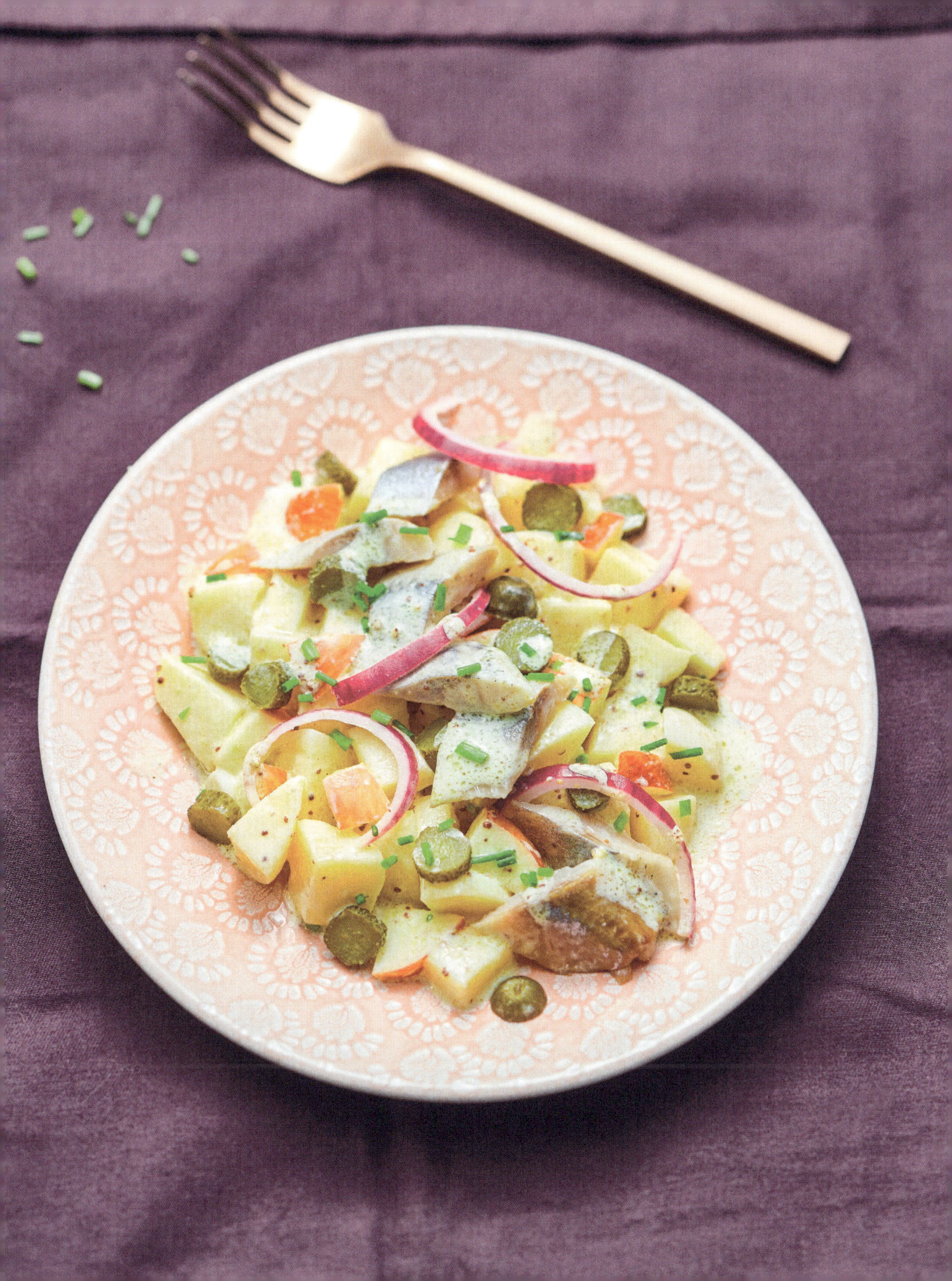

Salade *toute verte*

Pour 4 personnes
Préparation : 20 min

200 g de chou kale
Le jus de 1 citron
3 cuil. à soupe d'huile d'olive
150 g de tofu ferme
1 avocat
1 concombre
2 branches de céleri
1 cuil. à soupe de vinaigre de cidre
1 cuil. à soupe de tamari
200 g de pousses d'épinards
200 g de pois chiches cuits (ou 1 boîte de pois chiches égouttés)
50 g de graines de courge
50 g de quinoa cuit (optionnel)
60 g de pecorino râpé ou en copeaux
Sel et poivre

RECETTE

Retirez les tiges dures du chou kale et hachez les feuilles. Placez-les dans un saladier, ajoutez un filet de jus de citron et 1 cuillerée à soupe d'huile. Massez le chou avec les mains pendant 2 à 3 minutes, jusqu'à ce qu'il devienne tendre.

Coupez le tofu en dés. Coupez l'avocat en deux, retirez le noyau et coupez la chair en tranches. Coupez le concombre et le céleri en dés.

Mélangez le reste du jus de citron et de l'huile avec le vinaigre et le tamari. Assaisonnez.

Ajoutez au chou les pousses d'épinards, les dés de tofu, les pois chiches, le concombre, le céleri, les graines de courge et le quinoa. Versez la vinaigrette sur la salade et mélangez bien.

Disposez les tranches d'avocat sur la salade, ajoutez le pecorino et servez immédiatement.

ATOUTS BIEN-ÊTRE

Protéines et acides aminés : le tofu et les pois chiches fournissent des protéines de haute qualité, essentielles pour maintenir la masse musculaire et soutenir le bien-être global.

Antioxydants et fibres : le chou kale et les pousses d'épinards sont riches en antioxydants et en fibres, favorisant la digestion et aidant à lutter contre les radicaux libres.

Graines de courge : riches en magnésium et en zinc, les graines de courge sont excellentes pour le bien-être osseux et le fonctionnement immunitaire.

Graisses saines : l'avocat et l'huile d'olive fournissent des acides gras mono-insaturés bénéfiques au bien-être cardiovasculaire.

Micronutriments essentiels : le chou kale est une excellente source de vitamine K, de vitamine C et de calcium, importants pour la santé des os et la réduction de l'inflammation.

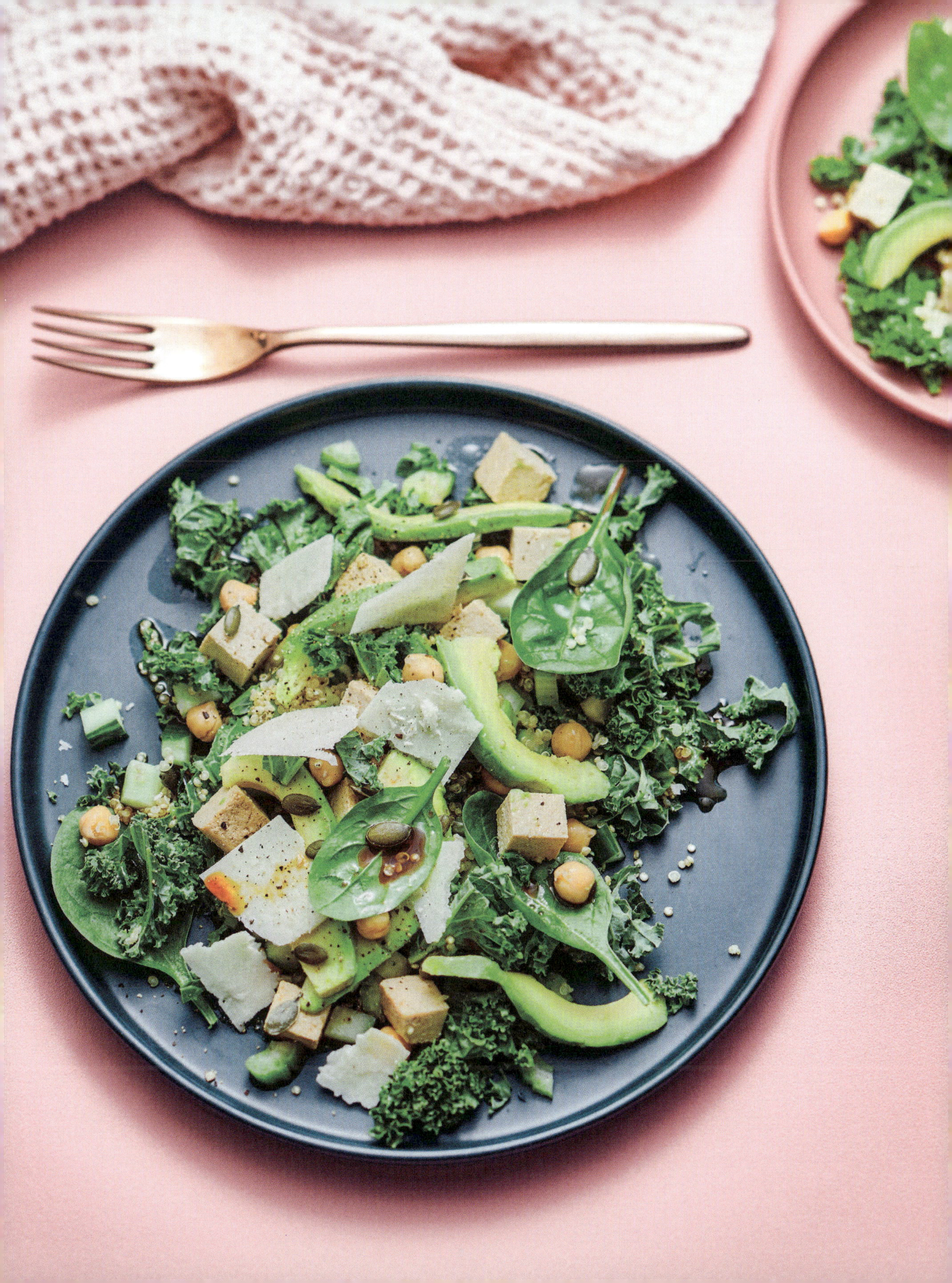

Smoothies *verts*

Pour 1 personne
Préparation : 15 min

Détox :

30 g d'épinards frais
½ concombre (environ 60 g)
60 g de fenouil
6 brins de persil frais
1 kiwi pelé
Le jus de ½ citron
60 ml d'eau de coco

Vitalité :

30 g de chou kale
1 branche de céleri
½ pomme verte*
1 petite banane épluchée
2 cm de gingembre frais
Le jus de ½ citron
60 ml d'eau

Antioxydant :

30 g de roquette
30 g de bettes à carde (ou d'épinards)
75 g de baies (framboises, myrtilles…)
15 g de graines de chia
120 ml de lait d'amande

* Selon vos goûts, la puissance de votre mixeur et la provenance de vos fruits (bio ou non), vous pouvez peler la pomme.

RECETTE

Déposez tous les ingrédients du smoothie que vous souhaitez réaliser dans un blender et mixez jusqu'à obtenir une consistance lisse. Dégustez sans attendre.

ATOUTS BIEN-ÊTRE

Apport en nutriments essentiels : les smoothies verts sont une excellente source de vitamines, de minéraux et d'antioxydants nécessaires pendant la ménopause. Par exemple, les épinards, le concombre, l'avocat, le fenouil, le persil, le chou kale, la pomme verte, la banane, le gingembre, la roquette, la bette à carde, les baies et les graines de chia utilisés dans ces recettes fournissent une large gamme de nutriments comme la vitamine C, la vitamine K, le magnésium, le potassium, les fibres et les antioxydants.

Réduction de l'inflammation : les smoothies verts contiennent des ingrédients riches en antioxydants et en composés anti-inflammatoires comme le gingembre, les baies et les légumes verts.

Hydratation et équilibre électrolytique : certains smoothies verts intègrent des ingrédients comme l'eau de coco, qui est riche en électrolytes, et des légumes hydratants comme le concombre. Cela aide à maintenir une bonne hydratation et à équilibrer les électrolytes.

Soutien digestif et équilibre hormonal : les fibres présentes dans les légumes verts, les fruits et les graines de chia favorisent une digestion saine, réduisant les ballonnements et la constipation. De plus, certains ingrédients comme le fenouil peuvent soutenir l'équilibre hormonal et apaiser les troubles digestifs liés aux fluctuations hormonales.

Bien-être mental et émotionnel : les smoothies verts peuvent aussi jouer un rôle dans la régulation de l'humeur et la réduction du stress grâce à leur contenu en vitamine B, en magnésium et en autres nutriments impliqués dans le bien-être nerveux et la production de neurotransmetteurs.

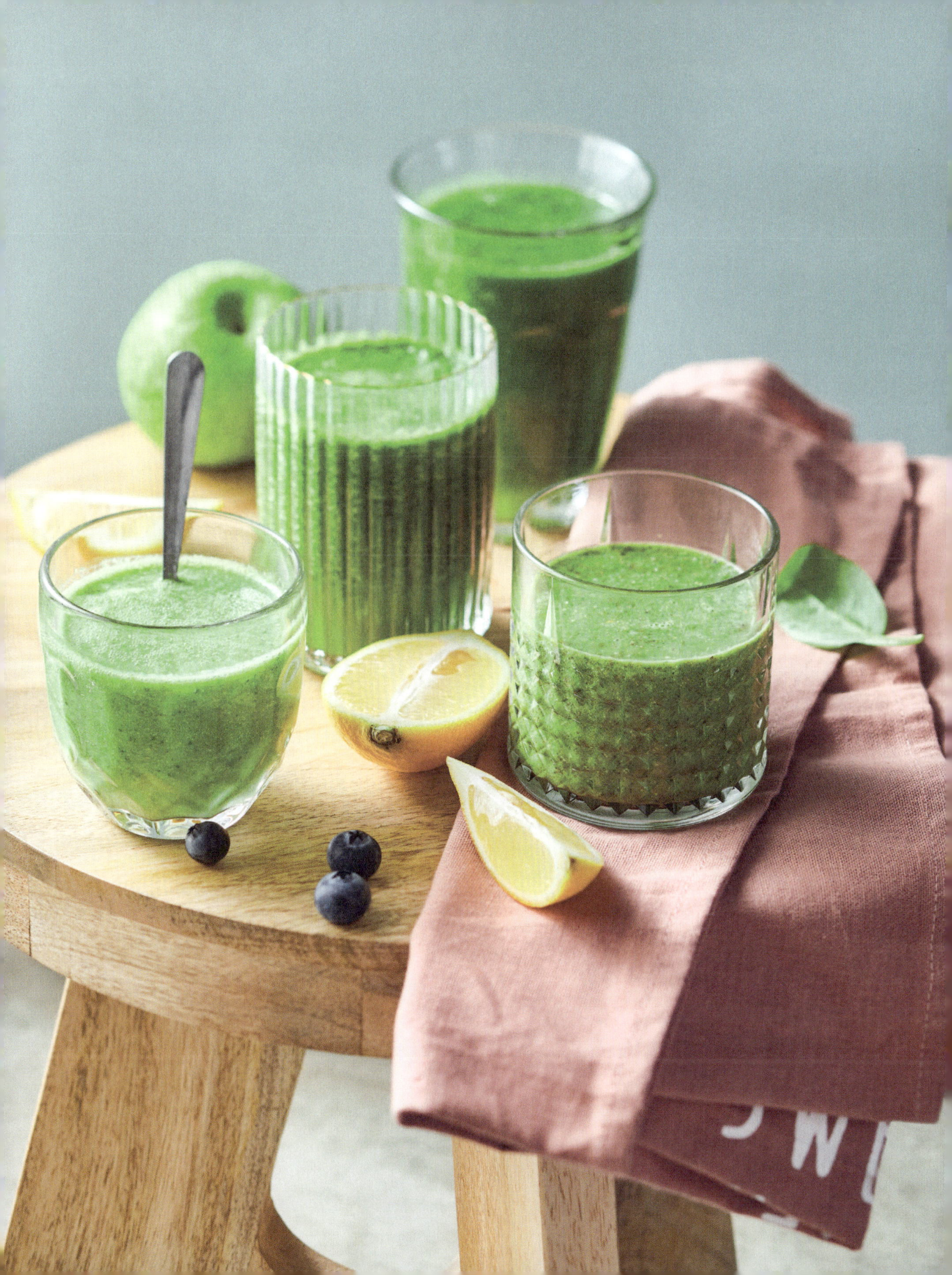

Recettes *pour le bien-être intestinal*

La ménopause peut s'accompagner de troubles intestinaux, comme des ballonnements ou une sensation de lourdeur. Une alimentation riche en fibres, en probiotiques et en antioxydants permet de préserver l'équilibre du microbiote et de favoriser une digestion optimale.

Les céréales entières, mode d'emploi

Elles apportent des glucides de bonne qualité, elles sont riches en fibres et très riches en nutriments et en minéraux dont le corps a besoin, notamment en période de préménopause et de ménopause. Mais pour donner leur meilleur d'elles-mêmes, elles nécessitent une certaine préparation (procédé de trempage expliqué dans les recettes suivantes).

Régulation du transit

Les céréales entières comme le blé complet, le riz brun, l'avoine, le quinoa et le seigle sont d'excellentes sources de fibres. Les fibres jouent un rôle essentiel dans la régulation du transit intestinal, aidant à prévenir la constipation, un problème pouvant survenir pendant la ménopause en raison de la diminution du taux d'œstrogènes. Les modifications hormonales de la ménopause peuvent perturber la flore intestinale, entraînant des troubles digestifs comme les ballonnements et la constipation. Les céréales entières, par leur richesse en fibres, favorisent une bonne santé intestinale en nourrissant les bonnes bactéries de l'intestin. Les prébiotiques, un type de fibres présentes dans les céréales entières, stimulent la croissance des probiotiques, essentiels à l'équilibre du microbiote intestinal.

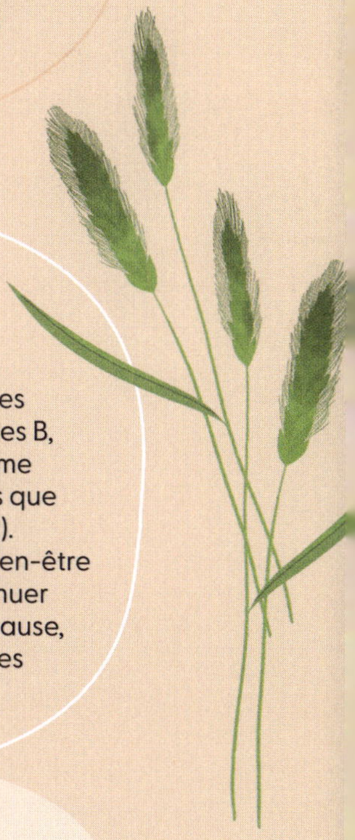

Gestion de la glycémie

Les fibres présentes dans les céréales entières augmentent la sensation de satiété, ce qui peut aider à la gestion du poids. Pendant la ménopause, le métabolisme peut ralentir, et la prise de poids devient plus facile. Les fibres solubles présentes dans les céréales entières ralentissent l'absorption des sucres dans le sang, contribuant à une meilleure gestion de la glycémie. Cela est particulièrement bénéfique aux femmes ménopausées, car les fluctuations hormonales peuvent affecter la sensibilité à l'insuline.

Bien-être général et vitalité

Les céréales entières sont riches en vitamines (comme les vitamines B, importantes pour le métabolisme énergétique) et en minéraux (tels que le magnésium, le fer et le zinc). Ces nutriments sont essentiels au bien-être général et peuvent aider à atténuer certains symptômes de la ménopause, comme la fatigue et les troubles de l'humeur.

Soutien osseux

Les céréales entières contiennent des minéraux tels que le magnésium et le phosphore, qui sont importants pour la santé osseuse. Pendant la ménopause, la diminution du taux d'œstrogènes peut entraîner une perte osseuse accrue, augmentant le risque d'ostéoporose. Une alimentation riche en ces minéraux peut aider à maintenir la densité osseuse.

Salade d'orge mondé, *crudités et feta*

Pour 4 personnes
Trempage : 12 h
Préparation : 20 min
Cuisson : 1 h

200 g d'orge mondé
200 g de tomates cerises
150 g de feta
1 poivron
½ concombre
1 oignon rouge
100 g de roquette
4 cuil. à soupe d'huile d'olive
2 cuil. à soupe de vinaigre de cidre
1 cuil. à café d'origan séché
4 cuil. à soupe de graines de courge
Sel et poivre

RECETTE

Faites tremper l'orge pendant 12 heures pour diminuer le temps de cuisson. Plongez-le ensuite dans 4 fois son volume d'eau froide salée. Portez à ébullition et laissez cuire 1 heure à feu doux jusqu'à ce qu'il soit tendre. Égouttez et laissez refroidir.

Coupez les tomates cerises en deux, émiettez la feta, coupez le poivron et le concombre en dés, épluchez et émincez l'oignon. Mélangez l'orge avec tous les légumes.

Fouettez l'huile, le vinaigre et l'origan. Assaisonnez. Versez la vinaigrette sur la salade, mélangez bien et ajoutez les graines de courge avant de servir.

ATOUTS BIEN-ÊTRE

- **Fibres :** l'orge et les légumes crus sont riches en fibres, favorisant une bonne digestion et aidant à prévenir la constipation.
- **Calcium et magnésium :** la feta est une bonne source de calcium, essentiel pour maintenir la densité osseuse, tandis que les graines de courge apportent du magnésium, qui aide à prévenir les crampes musculaires et favorise la relaxation.
- **Antioxydants :** les tomates cerises, le poivron et le concombre sont riches en vitamines et en antioxydants, aidant à combattre le stress oxydatif et à protéger les cellules.
- **Propriétés anti-inflammatoires :** l'huile d'olive contient des polyphénols et des acides gras mono-insaturés qui ont des propriétés anti-inflammatoires.
- **Équilibre hormonal :** les fibres et les nutriments présents dans cette salade aident à réguler les taux d'hormones et à améliorer le bien-être général pendant la ménopause.

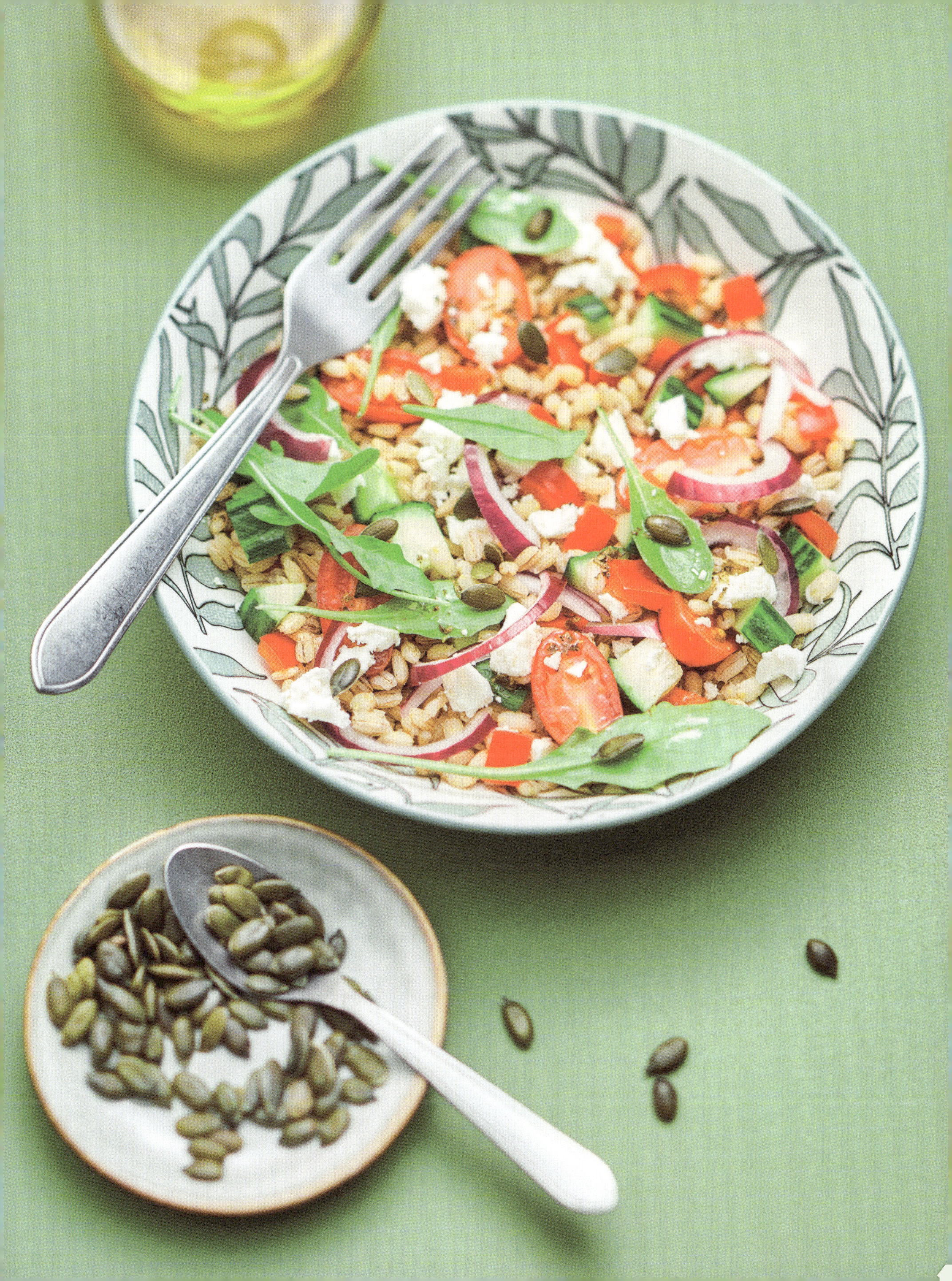

Risotto
de riz brun aux champignons

Pour 4 personnes
Préparation : 15 min
Cuisson : 1 h

1 oignon
2 gousses d'ail
500 g de champignons (champignons de Paris, shiitakés, etc.)
1 l de bouillon de légumes
2 cuil. à soupe d'huile d'olive
250 g de riz brun
1 cuil. à soupe de levure nutritionnelle
50 g de parmesan râpé
2 cuil. à soupe de persil frais
Sel et poivre

RECETTE

Épluchez l'oignon et l'ail. Émincez-les avec les champignons.

Faites chauffer le bouillon et maintenez-le au chaud.

Faites chauffer 1 cuillerée à soupe d'huile à feu moyen dans une grande poêle ou une casserole. Faites-y revenir l'oignon jusqu'à ce qu'il soit translucide (environ 5 minutes). Ajoutez l'ail et faites-le revenir 1 minute. Ajoutez les champignons, puis faites-les cuire jusqu'à ce qu'ils libèrent leur eau et deviennent tendres (5 à 7 minutes).

Ajoutez le riz et mélangez. Laissez cuire 2 à 3 minutes, jusqu'à ce que le riz soit grillé. Ajoutez 1 louche de bouillon et mélangez jusqu'à ce que le liquide soit absorbé. Continuez d'ajouter le bouillon, 1 louche à la fois, en mélangeant fréquemment et en attendant que chaque louche soit absorbée avant d'ajouter la suivante. Cela prendra environ 45 minutes.

Lorsque le riz est tendre et crémeux, incorporez la levure et le parmesan. Assaisonnez. Ajoutez 1 cuillerée à soupe d'huile et parsemez de persil ciselé. Servez chaud.

ATOUTS BIEN-ÊTRE

- **Fibres :** le riz brun et les champignons sont riches en fibres, ce qui aide à réguler la digestion et à prévenir la constipation.
- **Magnésium et vitamine D :** le riz brun et les champignons contiennent du magnésium. Les champignons contiennent également de la vitamine D, essentielle à la santé des os et des muscles.
- **Vitamines B :** les vitamines B de la levure nutritionnelle sont intéressantes pour lutter contre la fatigue et soutenir la fonction cognitive.
- **Soutien cardiaque :** l'huile d'olive contient des polyphénols et des acides gras mono-insaturés qui ont des propriétés anti-inflammatoires et stabilisent le taux de cholestérol.
- **Anti-inflammatoires et immunitaires :** les antioxydants des oignons et de l'ail réduisent l'inflammation et renforcent le système immunitaire, tandis que la vitamine K du persil soutient la coagulation sanguine et la santé des os.

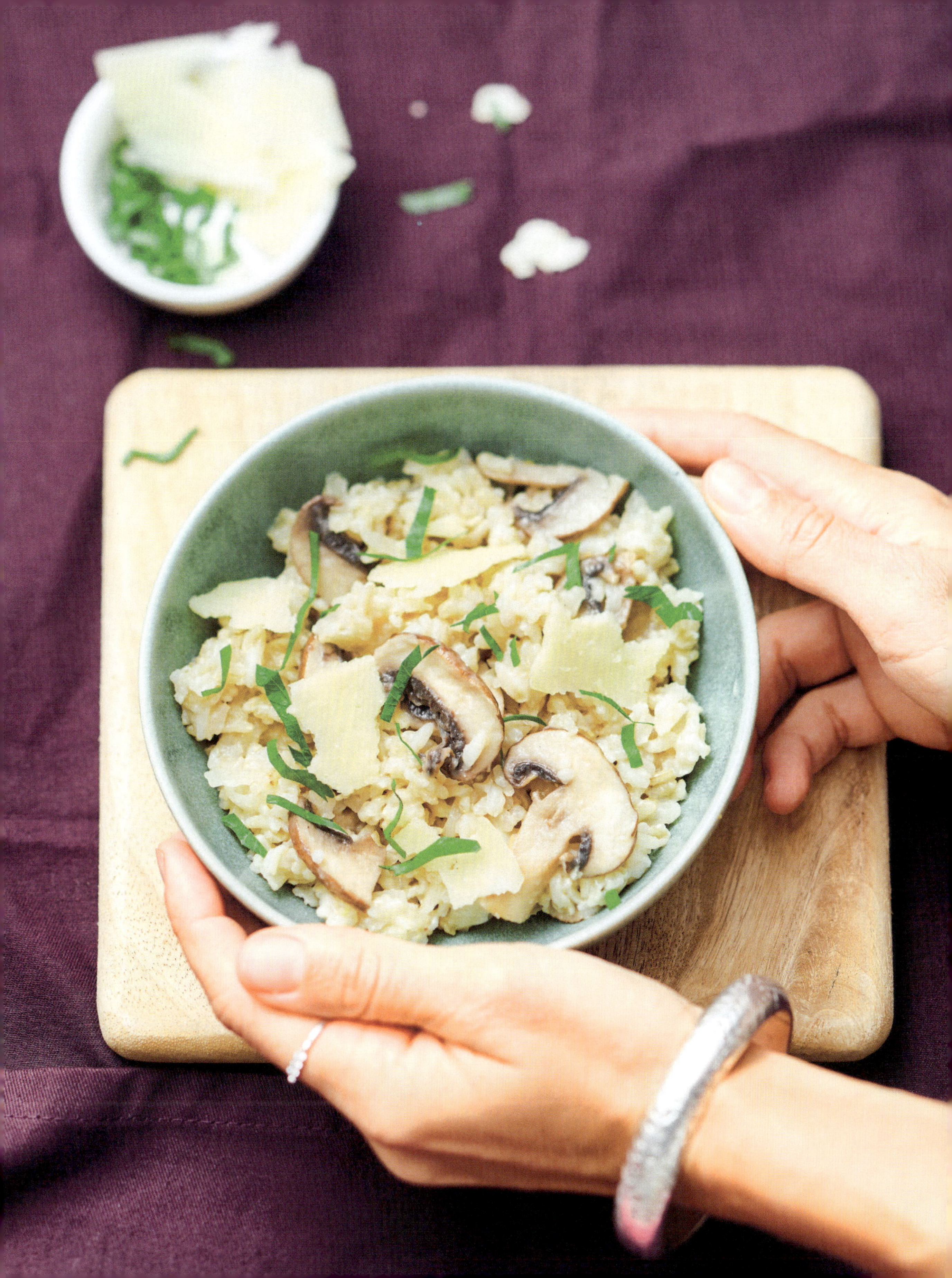

Croquettes de quinoa, *sauce au yaourt et au citron*

Pour 4 personnes
Préparation : 20 min
Cuisson : 45 min

150 g de quinoa
2 cuil. à soupe d'huile d'olive
1 oignon moyen
2 gousses d'ail
200 g d'épinards frais
2 œufs
50 g de parmesan râpé
50 g de farine de petit épeautre semi-complet
Le zeste de 1 citron
2 cuil. à soupe de graines de sésame
Sel et poivre

Pour la sauce :

200 g de yaourt grec au lait de brebis (idéalement au lait cru)
Le jus de 1 citron
2 cuil. à soupe de ciboulette fraîche ciselée
Sel et poivre

RECETTE

Rincez le quinoa sous l'eau froide. Faites-le cuire dans une casserole d'eau bouillante salée en suivant les instructions du paquet (15 minutes environ). Égouttez-le et laissez-le refroidir.

Préchauffez le four à 180 °C (th. 6).

Faites chauffer l'huile à feu moyen dans une grande poêle. Ajoutez l'oignon et l'ail épluchés et émincés, puis faites-les revenir jusqu'à ce qu'ils soient translucides. Ajoutez les épinards et faites-les sauter jusqu'à ce qu'ils soient flétris.

Mélangez le quinoa, les légumes sautés, les œufs, le parmesan, la farine, le zeste de citron et le sésame. Assaisonnez. Formez des petites boules ou des galettes et disposez-les sur une plaque de cuisson chemisée de papier sulfurisé.

Enfournez le tout pour 25 à 30 minutes, jusqu'à ce que les croquettes soient dorées et croustillantes, en les retournant à mi-cuisson.

Mélangez les ingrédients de la sauce jusqu'à ce qu'elle soit homogène.

Accompagnez ces croquettes avec de la salade verte et des crudités.

ATOUTS BIEN-ÊTRE

- **Régulation de la glycémie :** le quinoa, riche en protéines et fibres, aide à stabiliser la glycémie et évite les pics et les baisses du taux de sucre sanguin.
- **Calcium, magnésium et phosphore :** le quinoa, le parmesan et les épinards fournissent des minéraux pour favoriser le bien-être osseux et prévenir l'ostéoporose.
- **Anti-inflammatoire :** les épinards et les graines de sésame contiennent des antioxydants et des acides gras essentiels qui peuvent aider à réduire l'inflammation.
- **Fibres :** le quinoa et les épinards sont riches en fibres, ce qui aide à maintenir un transit intestinal régulier et à prévenir la constipation.
- **Probiotiques :** le yaourt grec au lait cru contient des probiotiques soutenant le bien-être intestinal.

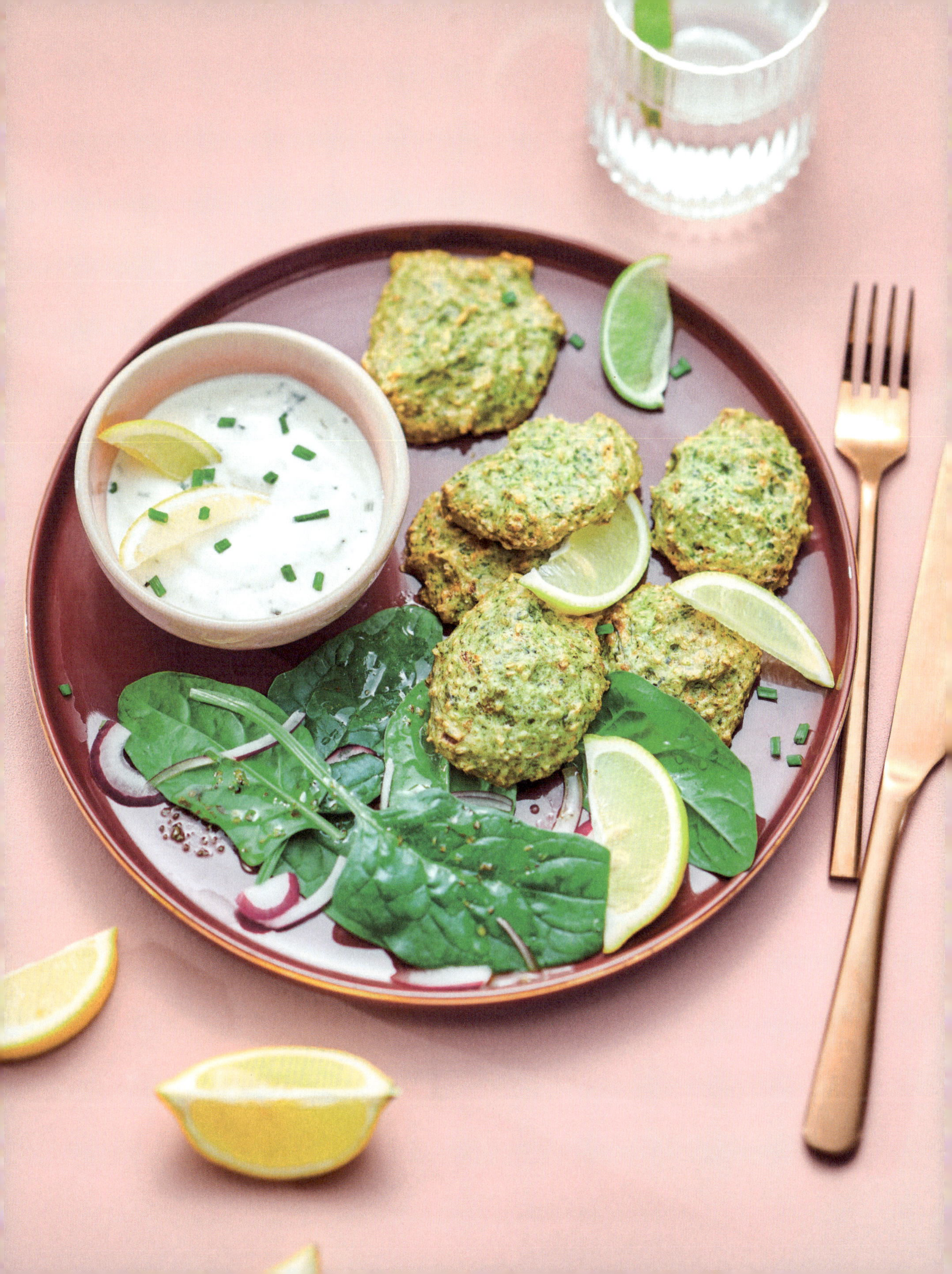

Galettes de sarrasin *revisitées*

Pour 12 galettes
Préparation : 20 min
Repos : 2 h
Cuisson : 40 min

330 g de farine de sarrasin
10 g de gros sel
1 œuf
Beurre (ou ghee)

RECETTE

Mélangez la farine avec le sel dans un saladier, creusez un puits et versez progressivement 750 ml d'eau. Mélangez énergiquement avec une cuillère en bois. La pâte doit être fluide et épaisse.

Ajoutez l'œuf, qui apportera une belle coloration à la pâte lors de la cuisson, et mélangez bien. Laissez reposer la pâte environ 2 heures au réfrigérateur, couverte d'un torchon.

Faites chauffer du beurre dans une poêle sur feu doux à moyen. Une fois le beurre fondu, versez 1 louche de pâte et inclinez rapidement la poêle pour étaler la pâte sur toute la surface. Faites cuire les deux faces 1 à 2 minutes. Pour retourner la galette, utilisez une spatule et décollez le bord avant de la retourner rapidement.

Dégustez les galettes avec la garniture de votre choix (voir idées de garniture p. 90 et 91).

ATOUTS BIEN-ÊTRE

- **Vitamines B :** l'œuf apporte des vitamines B, utiles pour le métabolisme énergétique et le bon fonctionnement du système nerveux, soutenant l'énergie et le bien-être général.
- **Magnésium :** le sarrasin apporte du magnésium qui contribue au bien-être osseux en favorisant le maintien de la densité osseuse et en réduisant le risque d'ostéoporose.
- **Fibres :** la farine de sarrasin apporte des fibres qui améliorent la digestion et préviennent la constipation, un problème fréquent en raison des fluctuations hormonales.
- **Flavonoïdes et polyphénols :** le sarrasin apporte des antioxydants aux propriétés anti-inflammatoires qui aident à réduire les douleurs articulaires et l'inflammation.
- **Protéines complètes :** l'œuf fournit des protéines de haute qualité qui aident à stabiliser la glycémie et à maintenir la masse musculaire, en particulier pendant les fluctuations hormonales.
- **Graisses saines :** le beurre et le ghee contiennent des graisses saines favorisant la satiété, aidant à la régulation de la glycémie et apportent des acides gras essentiels nécessaires au bon fonctionnement cellulaire et hormonal.

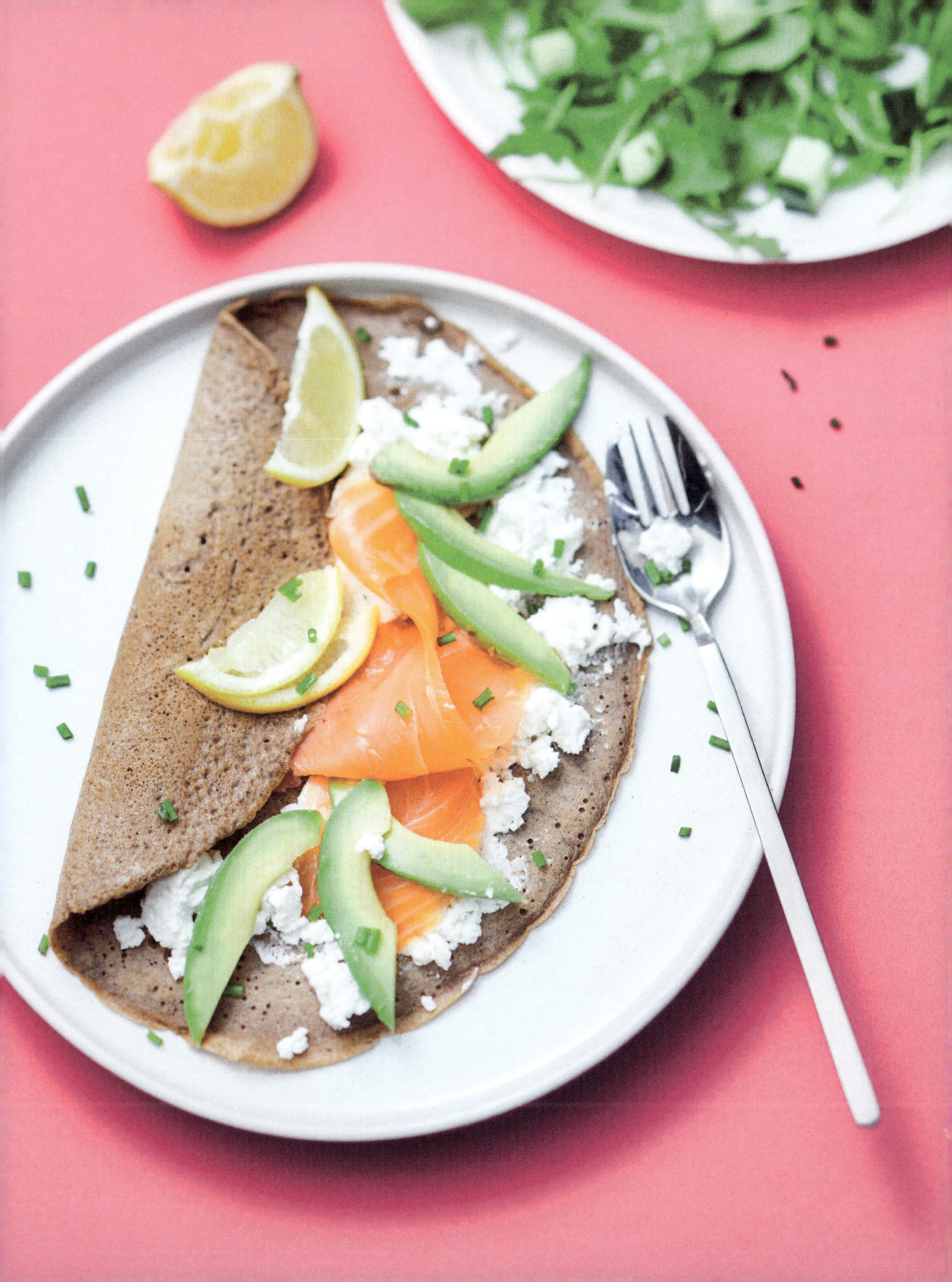

Des idées de garniture

Champignons, oignons caramélisés et comté

Pour 1 personne
Préparation : 10 min
Cuisson : 10 min

1 cuil. à soupe d'huile d'olive

1 petit oignon

50 g de champignons

1 cuil. à soupe de vinaigre balsamique

30 g de comté râpé

Sel et poivre

Faites chauffer l'huile d'olive dans une poêle pour faire revenir l'oignon et les champignons émincés jusqu'à ce que les champignons aient rendu leur eau. Déglacez au vinaigre balsamique et laissez cuire jusqu'à évaporation.

Placez la galette dans une poêle chaude huilée. Ajoutez le mélange champignons-oignons et le comté. Repliez les bords de la galette et laissez cuire 5 minutes jusqu'à ce que le comté soit fondant. Assaisonnez et servez.

ALIMENTS BIEN-ÊTRE

- **Champignons :** source de vitamine D, ils favorisent l'absorption du calcium et soutiennent la santé osseuse.
- **Oignons :** ils contiennent des antioxydants qui aident à réduire l'inflammation et à soutenir le système immunitaire.
- **Comté :** il est riche en calcium (pour soutenir la santé des os), en protéines (pour maintenir la masse musculaire) et en probiotiques (pour nourrir la flore intestinale).

Ratatouille et chèvre

Pour 1 personne
Préparation : 15 min
Cuisson : 10 min

50 g de ratatouille maison (aubergine, courgette, poivron, tomate, oignon, ail, herbes de Provence)

30 g de fromage de chèvre émietté

1 cuil. à soupe d'huile d'olive

Herbes de Provence

Sel et poivre

Placez la galette dans une poêle chaude huilée. Ajoutez la ratatouille et le chèvre. Repliez les bords de la galette et laissez cuire 5 minutes jusqu'à ce que le chèvre soit fondant. Ajoutez l'huile d'olive et assaisonnez avant de servir.

ALIMENTS BIEN-ÊTRE

- **Ratatouille :** riche en fibres, antioxydants, vitamines et minéraux, elle soutient la digestion, réduit l'inflammation et protège les cellules.
- **Fromage de chèvre :** il apporte du calcium et des protéines pour la santé osseuse et musculaire, avec des graisses saines et des vitamines essentielles.
- **Huile d'olive :** elle fournit des graisses mono-insaturées et des antioxydants pour le bien-être cardiaque et la réduction de l'inflammation.
- **Herbes de Provence :** elles contiennent des antioxydants et des nutriments supplémentaires pour renforcer les bienfaits de la recette.

Épinards, feta et tomates

Pour 1 personne
Préparation : 5 min
Cuisson : 5 min

50 g d'épinards frais

5 tomates cerises coupées en deux

30 g de feta émiettée

1 cuil. à soupe d'huile d'olive

Sel et poivre

Placez la galette dans une poêle chaude huilée. Ajoutez les épinards, les tomates et la feta émiettée. Repliez les bords de la galette. Quand les épinards ont réduit et que la feta a fondu, ajoutez l'huile d'olive. Assaisonnez et servez.

ALIMENTS BIEN-ÊTRE

- **Épinards :** riches en calcium et en vitamines K et A, les épinards aident à maintenir une bonne densité osseuse et à réduire les symptômes de fatigue.
- **Feta :** apportant du calcium et des protéines pour soutenir la santé osseuse, elle est plus facile à digérer que d'autres fromages.
- **Tomates :** elles contiennent des antioxydants comme le lycopène, qui aident à réduire l'inflammation et à soutenir la santé cardiovasculaire.

Saumon fumé, avocat et aneth

Pour 1 personne
Préparation : 5 min

1 cuil. à soupe de fromage frais au lait de brebis

50 g de saumon fumé

½ avocat

1 cuil. à soupe d'aneth frais ciselé

1 cuil. à café de jus de citron

Sel et poivre

Placez la galette dans une poêle chaude huilée. Ajoutez le fromage et le saumon. Repliez les bords de la galette et laissez cuire 5 minutes. Assaisonnez, puis ajoutez l'avocat coupé en tranches, l'aneth et le jus de citron avant de servir.

ALIMENTS BIEN-ÊTRE

- **Saumon :** riche en oméga 3, il aide à réduire l'inflammation et à améliorer la santé cardiovasculaire.
- **Avocat :** il fournit des acides gras sains et du magnésium, utile pour maintenir la densité osseuse et réduire les symptômes de dépression.
- **Aneth :** il contient des antioxydants et aide à la digestion.

Pois chiches, épinards et feta

Pour 1 personne
Préparation : 10 min
Cuisson : 5 min

50 g d'épinards frais

50 g de pois chiches cuits

30 g de feta émiettée

1 cuil. à café de cumin

1 cuil. à soupe d'huile d'olive

Sel et poivre

Placez la galette dans une poêle chaude huilée. Ajoutez les épinards, les pois chiches, la feta et le cumin. Laissez cuire 5 minutes jusqu'à ce que les épinards aient réduit et que la feta soit fondante. Ajoutez l'huile d'olive et assaisonnez avant de servir.

ALIMENTS BIEN-ÊTRE

- **Pois chiches :** riches en protéines et fibres, ils favorisent la satiété et aident à réguler la glycémie.
- **Épinards :** ils contiennent du fer et du calcium, importants pour la santé osseuse et la régulation hormonale.
- **Feta :** source de calcium et de protéines, elle soutient la densité osseuse et la fonction musculaire.
- **Huile d'olive :** elle fournit des graisses mono-insaturées et des antioxydants bénéfiques au bien-être cardiaque.
- **Cumin :** comme toutes les herbes et épices, le cumin apporte des antioxydants aux propriétés anti-inflammatoires.

Les aliments fermentés

Pendant la ménopause, de nombreuses femmes ressentent des troubles digestifs tels que des ballonnements et de la constipation. Les aliments fermentés, riches en probiotiques, sont donc vivement recommandés pendant cette période. En revanche, il n'est pas question de les introduire n'importe comment. Si vous n'avez pas l'habitude d'en consommer, ils pourraient créer des douleurs digestives. Il est conseillé de les intégrer progressivement : 1 cuillerée à soupe tous les 2 jours pour les aliments et 1 verre tous les 2 jours pour les boissons dans un premier temps. On augmentera la quantité au fur et à mesure.

Probiotiques, prébiotiques, symbiotiques : quelles différences ?

Les probiotiques

Les probiotiques sont des micro-organismes vivants qui, lorsqu'ils sont consommés en quantités adéquates, sont bénéfiques au bien-être de l'hôte. Ils favorisent la diversité et la richesse de la flore intestinale, améliorant la digestion et l'absorption des nutriments. Les changements hormonaux peuvent perturber la composition du microbiote intestinal. Les probiotiques aident à rétablir cet équilibre, permettant une meilleure digestion, un bon transit et un renforcement du système immunitaire.

Les prébiotiques

Les prébiotiques sont des fibres alimentaires non assimilables qui nourrissent et stimulent la croissance des bonnes bactéries dans l'intestin. Ils servent de nourriture aux probiotiques, aidant à maintenir un microbiote sain. Ils sont utiles pour garantir la survie des probiotiques et le maintien d'un microbiote sain. L'apport en prébiotiques peut aider à prévenir la constipation et à améliorer la régularité intestinale, contribuant à un bien-être digestif global.

Les symbiotiques

Les symbiotiques représentent la combinaison des probiotiques et des prébiotiques. Non seulement cette synergie favorise l'introduction de bactéries bénéfiques dans l'intestin, mais elle assure également leur croissance et leur survie. Les symbiotiques offrent un soutien digestif complet en équilibrant le microbiote intestinal et en améliorant l'efficacité digestive.

probiotiques
+
prébiotiques
=
symbiotiques

Les aliments fermentés riches en probiotiques

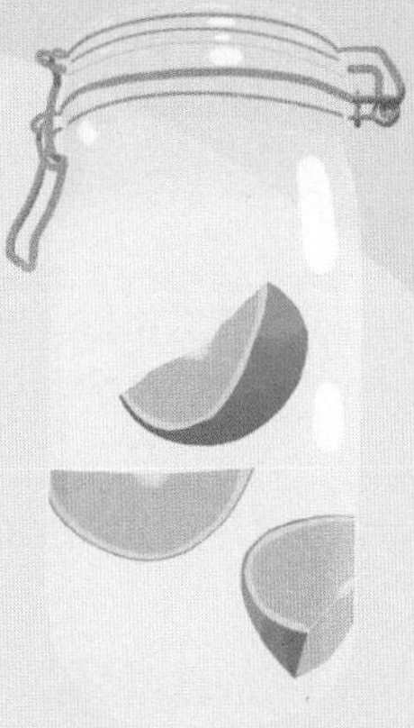

Aliments fermentés courants

Vin

Miso
(pâte de soja fermentée)

Kéfir
de fruits et de lait

Bière

Pain au levain

Fromage à pâte dure
(type comté)

Pickles
(légumes fermentés en saumure)

Yaourt
au lait cru

Cidre

Kimchi
(légumes fermentés avec des épices)

Tempeh
(soja fermenté)

Choucroute

Aliments fermentés moins connus

Kvas
(boisson fermentée à base de pain de seigle)

Lassi
(boisson indienne à base de yaourt)

Amazake
(boisson japonaise à base de riz fermenté)

Ginger ale
(boisson fermentée à base de gingembre)

Légumes fermentés
(autres que la choucroute et le kimchi)

Boza
(boisson fermentée à base de céréales)

Kanji
(boisson indienne fermentée à base de carottes et de moutarde)

Sève de bouleau fermentée

Kombucha
(thé fermenté)

Hydromel
(boisson fermentée à base de miel)

Jun
(variante de kombucha fermentée à base de thé vert et de miel)

Natto
(soja fermenté)

Réjuvélac
(boisson fermentée à base de graines germées)

Kéfir *de fruits*

Les grains de kéfir de fruits ne s'achètent pas mais se donnent. Certains magasins bio servent de dépôt et en mettent gratuitement à la disposition de leurs clients. N'hésitez pas à vous renseigner auprès des enseignes proches de votre domicile. Vous en trouverez également par le biais de groupes de passionnés (réseaux sociaux ou sites Internet) qui proposent des dons.

Pour 1 l
Préparation : 10 min
Fermentation : 24 à 48 h
Repos : 12 à 24 h (optionnel)

2 cuil. à soupe de sucre de canne

3 cuil. à soupe de grains de kéfir de fruits

1 figue sèche

1 rondelle de citron bio

Idées pour aromatiser votre kéfir de fruits

- Fraises et basilic
- Fleurs d'hibiscus et de sureau
- Pêche
- Spiruline et menthe
- Citron vert et estragon
- Mangue et cardamome
- Cannelle et gingembre
- Lavande et miel
- Concombre et menthe
- Verveine et citron

RECETTE

Dissolvez le sucre dans 1 litre d'eau filtrée (ou d'eau minérale) dans un bocal en verre d'une capacité d'au moins 1,5 litre.

Ajoutez les grains de kéfir, la figue sèche piquée à la fourchette et la rondelle de citron. Couvrez le bocal avec un tissu propre ou une gaze que vous fixerez avec un élastique pour permettre à l'air de circuler tout en empêchant les impuretés d'entrer.

Laissez le bocal à température ambiante, à l'abri de la lumière directe du soleil, pendant 24 à 48 heures.

Le temps de fermentation dépend de la température ambiante et de vos préférences en termes de goût. Plus il est long, plus la boisson sera acidulée. Vous pouvez utiliser la figue comme témoin : lorsqu'elle remonte à la surface du bocal, vous pouvez passer à l'étape suivante.

Une fois la fermentation terminée, filtrez les grains de kéfir de fruits, la figue et le citron à l'aide d'une passoire, puis versez la boisson dans une bouteille hermétique (type limonade, avec une fermeture mécanique).

Si vous souhaitez une boisson plus pétillante, fermez hermétiquement la bouteille et laissez-la reposer à température ambiante pendant 12 à 24 heures supplémentaires. À cette étape, vous pouvez aromatiser votre boisson avec des fruits frais et des herbes fraîches.

Ensuite, placez la bouteille au réfrigérateur pour ralentir la fermentation et rafraîchir la boisson. Attention : au moment de l'ouverture de la bouteille, mettez-la au-dessus d'un évier et dégazez-la doucement.

ATOUTS BIEN-ÊTRE

Probiotiques : le kéfir est riche en probiotiques qui favorisent un microbiote intestinal équilibré, améliorant la digestion et l'absorption des nutriments.

Vitamine C : cette boisson contient de la vitamine C qui renforce le système immunitaire, permettant de combattre les infections et réduire l'inflammation.

Hydratation : c'est une boisson qui aide à maintenir une bonne hydratation, essentielle pour contrer les effets de la ménopause comme la sécheresse cutanée.

Enzymes digestives : le kéfir contient des enzymes qui aident à décomposer les aliments, facilitant la digestion et réduisant les ballonnements.

Baisse de l'inflammation : les probiotiques et les nutriments du kéfir peuvent aider à réduire l'inflammation systémique.

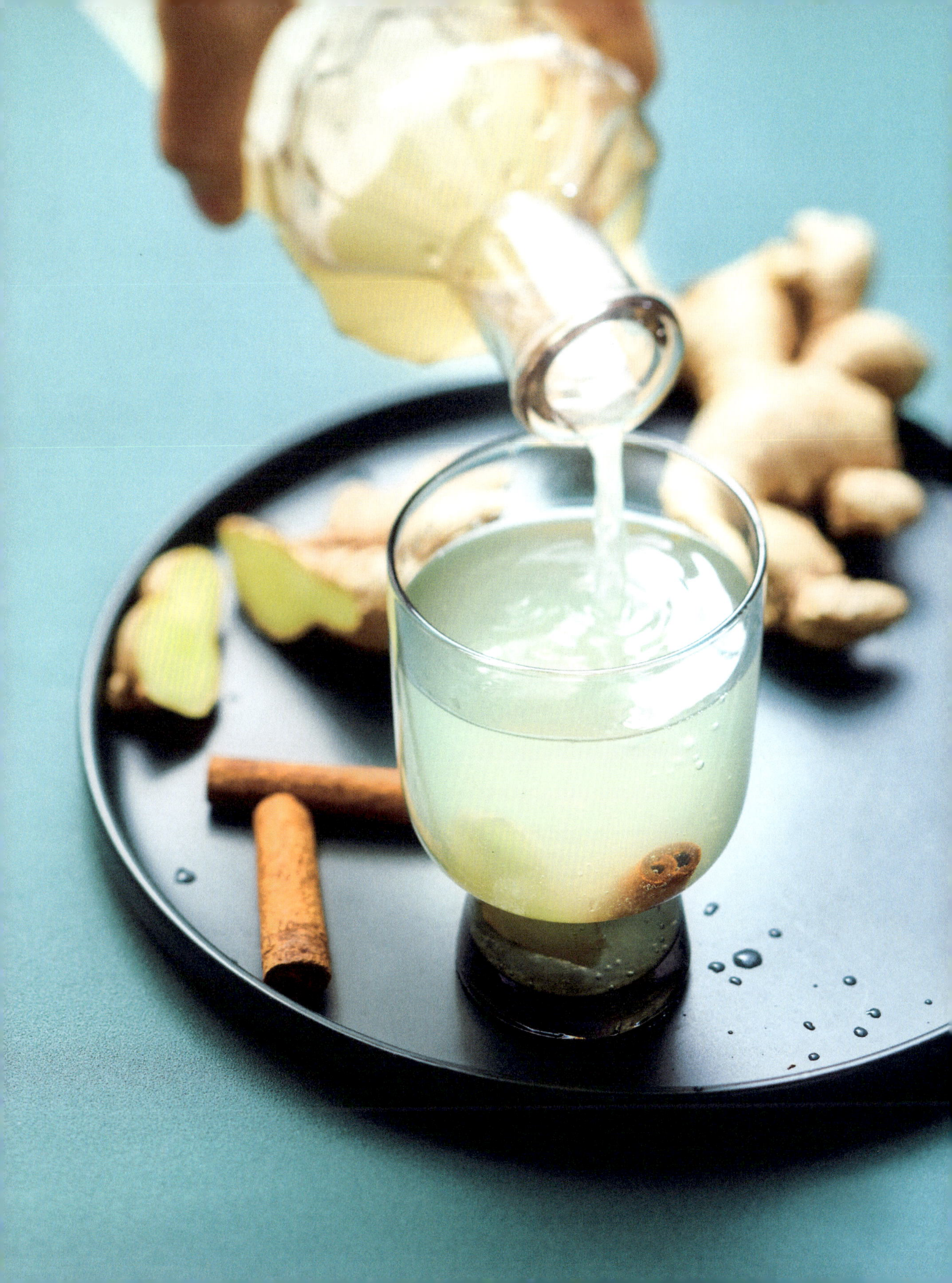

Légumes *lactofermentés*

Pour 500 ml
Préparation : 20 min
Fermentation : 2 semaines

1 petite carotte

½ chou-rave

1 petit concombre

1 gousse d'ail

1 cuil. à café de graines de moutarde

1 cuil. à café de graines de coriandre

1 cuil. à café de sel non raffiné

RECETTE

Épluchez la carotte et le chou-rave, puis coupez-les en bâtonnets. Coupez le concombre en tranches ou en bâtonnets. Épluchez et émincez l'ail.

Placez le tout dans un petit bocal à fermeture mécanique (environ 500 ml de capacité). Ajoutez les graines de moutarde et de coriandre.

Dissolvez le sel dans 150 ml d'eau filtrée (ou suffisamment pour couvrir les légumes) : une saumure est généralement composée de 30 g de sel non raffiné pour 1 litre d'eau, soit 3 % de sel.

Versez la saumure sur les légumes jusqu'à ce qu'ils soient complètement immergés. Si nécessaire, utilisez un poids pour les légumes sous la saumure.

Fermez le bocal et déposez-le dans une coupelle : l'air va s'échapper dans les 24 premières heures, ce qui fera s'écouler l'excès de saumure. Laissez fermenter à température ambiante (20-22 °C) 2 semaines minimum.

Les légumes lactofermentés peuvent se conserver des années s'ils sont réservés, après la fermentation, dans un endroit frais. Plus vous attendrez avant de les consommer, plus ils seront acides.

ATOUTS BIEN-ÊTRE

- **Probiotiques :** les légumes lactofermentés sont riches en probiotiques, qui favorisent un microbiote intestinal équilibré, important pour une digestion optimale et la gestion des troubles digestifs.
- **Prébiotiques :** les fibres prébiotiques nourrissent les bonnes bactéries de l'intestin, aidant à maintenir un microbiote sain et à améliorer la régularité intestinale.
- **Nutriments :** les légumes fermentés conservent une grande partie de leurs vitamines et minéraux, incluant des antioxydants comme les vitamines A et C, qui aident au soutien du système immunitaire et au bien-être global.
- **Amélioration de la digestion :** les enzymes produites lors de la fermentation favorisent la décomposition des aliments, facilitant la digestion et réduisant les symptômes comme les ballonnements.
- **Effets anti-inflammatoires :** les probiotiques et les nutriments contenus dans les légumes lactofermentés peuvent aider à réduire l'inflammation systémique, permettant de soulager certains symptômes associés.

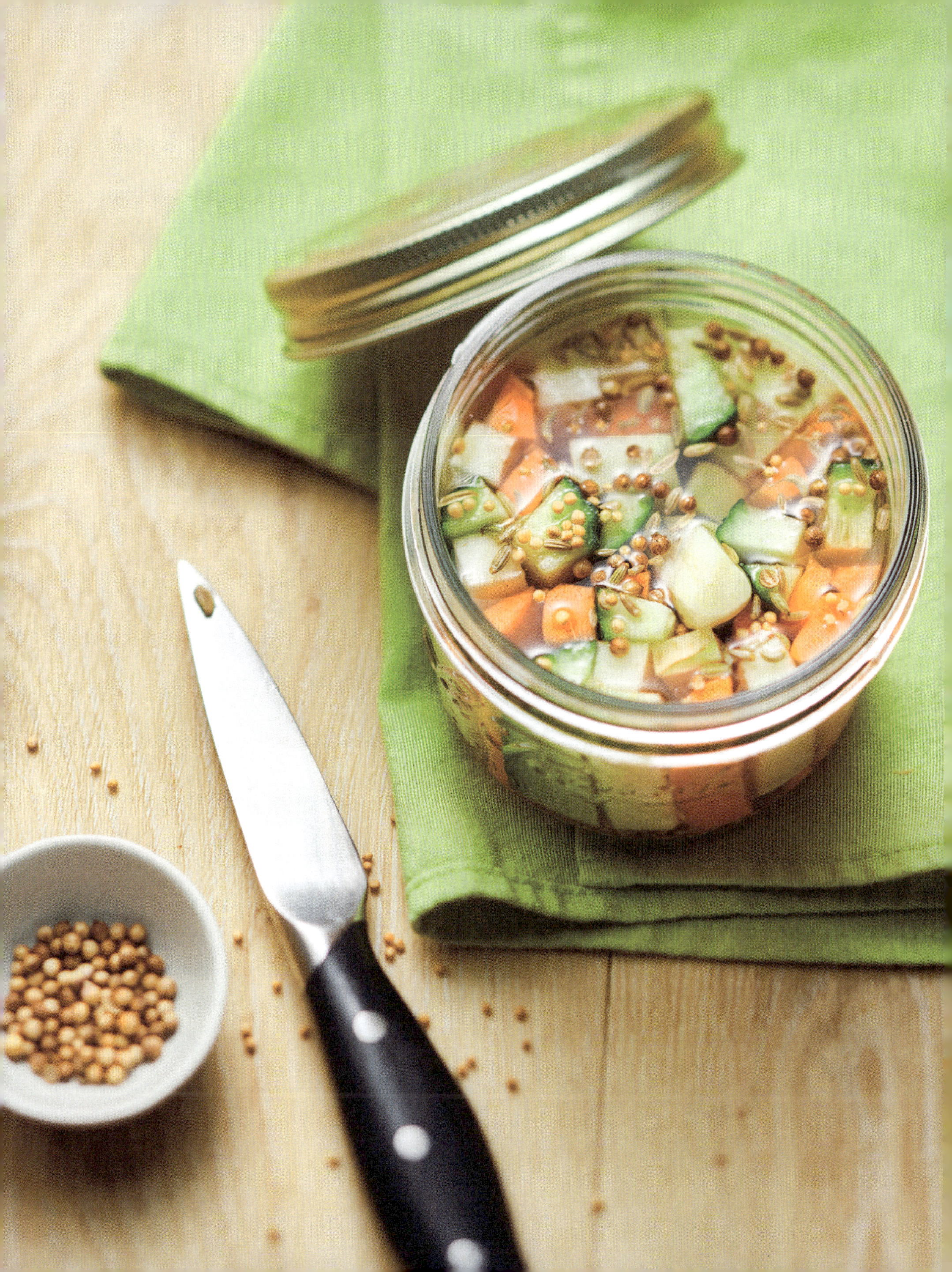

Le gluten

Le gluten est une molécule composée de protéines que l'on trouve dans certaines céréales comme le blé, le seigle, l'épeautre et le kamut, ainsi que dans leurs dérivés comme les pâtes, le pain, les biscuits, les gâteaux, la semoule et les viennoiseries. Il ressemble un peu à une colle, un liant utile dans les pâtes.

Aujourd'hui, la problématique autour du gluten provient essentiellement de l'industrie alimentaire. Le blé moderne a été modifié artificiellement : il compte désormais 42 paires de chromosomes, contre 14 à l'origine. Plusieurs variétés ont été croisées pour augmenter les rendements. De plus, la quantité de gluten dans les céréales a beaucoup augmenté pour rendre la pâte à pain plus collante et élastique, facilitant le travail des boulangers.

Grâce à ces modifications, le blé est plus performant pour les industriels, mais moins digeste pour les humains. Nos enzymes digestives sont adaptées aux variétés naturelles de blé, mais pas aux variétés modifiées.

Les aliments contenant du blé moderne ne sont donc pas toujours bien digérés, ce qui peut causer des problèmes intestinaux. Le gluten agit comme une glu dans les intestins et provoque une inflammation du fait de sa mauvaise qualité et de sa grande concentration dans les produits industriels. Cela peut nourrir de mauvaises bactéries, provoquer des déséquilibres du microbiote (dysbiose) et rendre l'intestin plus perméable, le transformant en « passoire ».

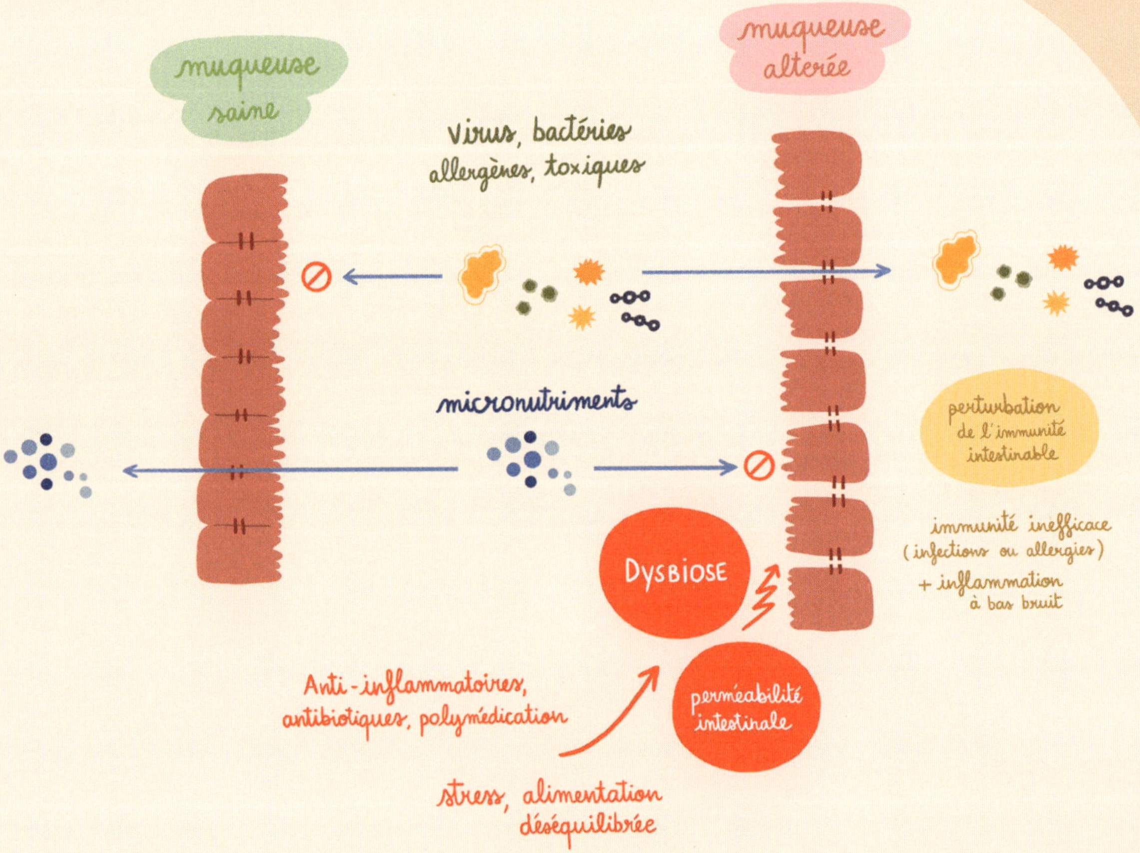

Il est important de savoir que le gluten n'est pas le seul responsable des problèmes digestifs et de l'inflammation chronique. Certaines personnes digèrent mal le blé, mais tolèrent bien d'autres céréales contenant du gluten, comme l'avoine, le petit épeautre ou le seigle. Le problème peut venir d'autres substances présentes dans le blé moderne, comme les fructanes, les lectines, les inhibiteurs d'enzymes et l'histamine, qui engendrent inflammation et troubles digestifs.

Supprimer totalement et définitivement le gluten n'est pas toujours nécessaire (sauf en cas de maladie cœliaque). Le gluten est présent partout, et essayer de l'éviter complètement est potentiellement une source de stress, de culpabilité et de désocialisation. Un stress chronique peut avoir plus de conséquences sur l'intestin que l'ingestion occasionnelle d'un morceau de pain au blé raffiné !

Quelques conseils pour choisir vos produits

Ne tombez pas dans les pièges du marketing
L'absence de gluten ne signifie pas forcément que le produit est sain. Lisez attentivement les étiquettes et privilégiez les produits naturels et peu transformés.

Choisissez du pain au levain
Préférez le pain au levain artisanal pour ses bienfaits digestifs et nutritionnels.

Variez les céréales que vous consommez
Ne limitez pas votre alimentation aux céréales courantes.

Préférez les aliments complets et peu transformés.

Ne culpabilisez pas si vous consommez des produits riches en gluten
Il est difficile de l'éviter complètement.

Essayez de cuisiner davantage
Préparer vos repas vous permet d'avoir la main sur les ingrédients que vous utilisez.

Recettes de base sans gluten

Pâte à tarte brisée
160 g de farine de riz complet + 40 g de fécule (pomme de terre, maïs...) + 4 cuil. à soupe d'huile d'olive + 100 ml d'eau tiède. *Pensez à faire une précuisson de 5-10 min à 180 °C (th. 6).*

Cookies
150 g de farine de riz + 50 g de poudre d'amandes + 1 œuf + 40 g de sucre de coco + 60 g d'huile de coco + pépites de chocolat noir + 1 cuil. à café de poudre à lever sans gluten + 1 pincée de sel.

Muffins sucrés
150 g de farine de riz + 2 œufs + 100 ml de lait végétal + 120 g de poudre d'amandes + ½ sachet de poudre à lever sans gluten.

Muffins salés
150 g de farine de riz + 100 ml de lait végétal + 2 œufs + ½ sachet de poudre à lever sans gluten + 1 cuil. à soupe d'huile d'olive + légumes coupés en petits morceaux.

Base pour un cake salé
120 g de farine de riz + 80 g de fécule + 3 œufs + 100 ml de lait végétal + 1 sachet de poudre à lever sans gluten + 1 pincée de sel.

Cake salé aux épinards *et au chèvre sans gluten*

Pour 4 personnes
Préparation : 20 min
Cuisson : 40 min

350 g d'épinards

120 g de farine de riz semi-complet

80 g de fécule (arrow-root idéalement)

1 sachet de poudre à lever sans gluten

3 œufs

100 ml de lait végétal

1 pincée de sel

150 g de fromage de chèvre

RECETTE

Préchauffez le four à 180 °C (th. 6).

Faites revenir les épinards dans une poêle à feu moyen, sans matière grasse, jusqu'à ce qu'ils réduisent. Égouttez-les bien et laissez-les refroidir.

Mélangez la farine, la fécule et la poudre à lever. Ajoutez les œufs, le lait et le sel. Mélangez bien jusqu'à obtenir une pâte homogène.

Incorporez les épinards et le chèvre coupé en petits morceaux, puis mélangez délicatement. Versez la préparation dans un moule à cake graissé ou chemisé de papier sulfurisé, puis enfournez pour 40 minutes environ, jusqu'à ce que le cake soit doré et qu'un couteau inséré au centre en ressorte propre.

Laissez refroidir un peu avant de démouler et de trancher. Servez chaud ou froid avec de la salade verte ou des crudités.

ATOUTS BIEN-ÊTRE

- **Fibres :** la farine de riz semi-complet et les épinards sont riches en fibres, ce qui aide à réguler la digestion et à prévenir la constipation.
- **Calcium :** le fromage de chèvre apporte du calcium, essentiel à la santé osseuse, notamment pour prévenir l'ostéoporose.
- **Protéines de qualité :** les œufs et le fromage de chèvre sont d'excellentes sources de protéines, aidant à maintenir la masse musculaire et à favoriser la satiété.
- **Vitamines et minéraux :** les épinards sont riches en vitamines (comme la vitamine K, la vitamine C et les folates) et en minéraux (comme le fer et le magnésium), contribuant à l'énergie, à la santé du sang et au bon fonctionnement du système nerveux.
- **Sans gluten et facilement assimilable :** l'utilisation de farine de riz et de fécule (arrow-root) rend ce cake plus digeste, ce qui peut aider à réduire les ballonnements et les inconforts intestinaux.

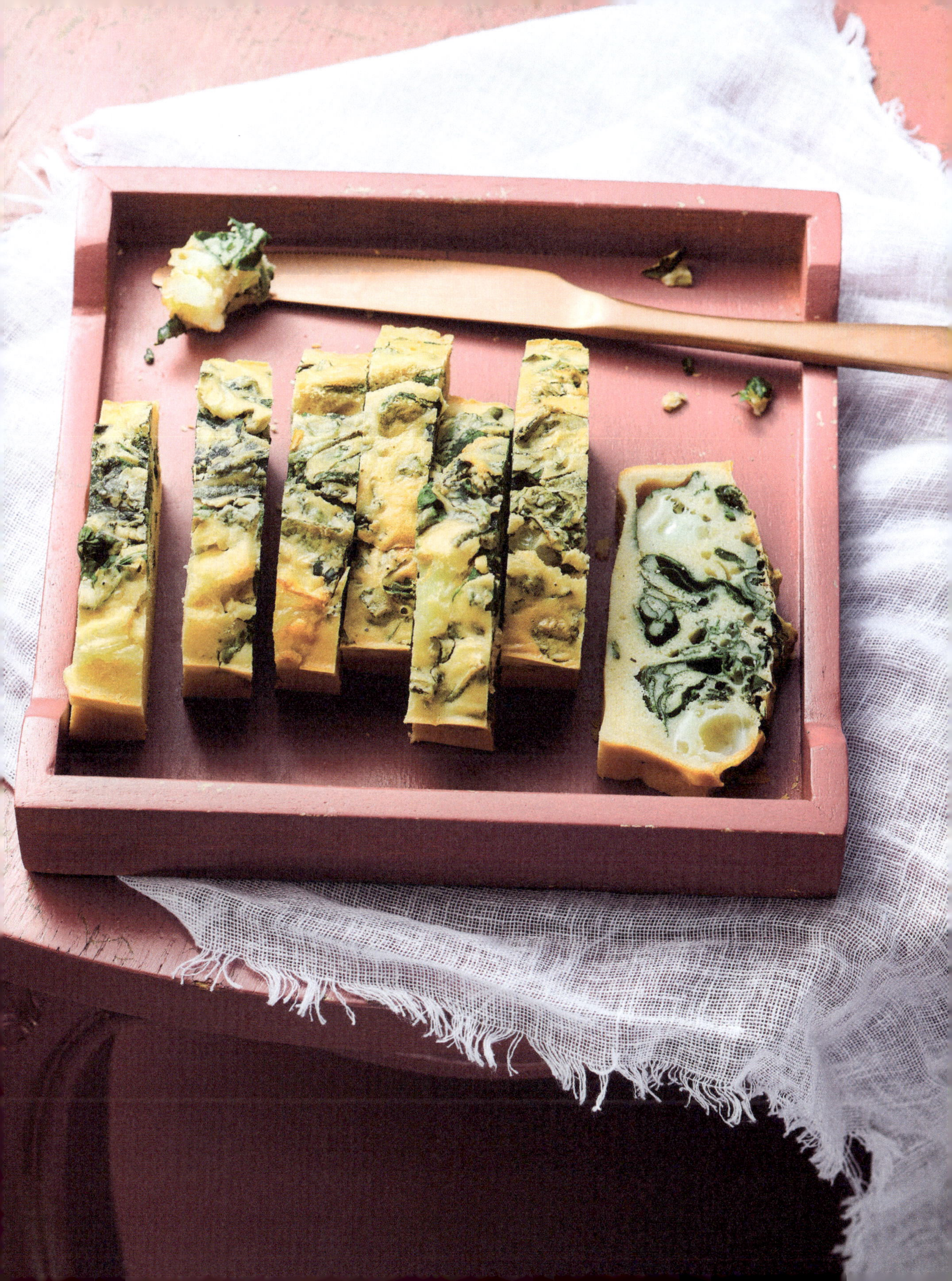

Tarte Tatin *à la courge butternut*

Pour 4 personnes
Préparation : 25 min
Cuisson : 45 min

1 belle courge butternut

1 oignon rouge

2 cébettes

2 cuil. à soupe d'huile d'olive

2 cuil. à soupe de sucre de coco

1 cuil. à soupe de vinaigre de cidre

1 bloc de feta

Graines de courge (ou de tournesol, de sésame…)

Sel et poivre

Pour la pâte brisée :

160 g de farine de riz complet

40 g de fécule (arrow-root idéalement)

4 cuil. à soupe d'huile d'olive

Herbes aromatiques au choix (thym, romarin, herbes de Provence)

RECETTE

Mélangez la farine et la fécule. Ajoutez l'huile et 100 ml d'eau tiède progressivement en mélangeant jusqu'à obtenir une pâte homogène. Incorporez les herbes. Formez une boule avec la pâte, couvrez-la et laissez-la reposer pendant la préparation des légumes.

Épluchez la courge et coupez-la en tranches fines. Épluchez, puis émincez l'oignon et les cébettes.

Faites chauffer l'huile à feu moyen dans une poêle. Faites-y revenir les tranches de courge et l'oignon environ 10 minutes, jusqu'à ce qu'ils soient légèrement caramélisés. Ajoutez le sucre et le vinaigre. Mélangez bien et laissez cuire encore 5 minutes.

Préchauffez le four à 180 °C (th. 6).

Disposez les tranches de courge et les oignons caramélisés dans un moule à tarte. Assaisonnez.

Étalez la pâte à l'aide d'un rouleau à pâtisserie entre deux feuilles de papier sulfurisé (comme elle ne contient pas de gluten, elle risque de s'effriter). Retirez une des deux feuilles et recouvrez les légumes avec la pâte avant de retirer la deuxième feuille.

Enfournez pour 30 minutes environ, jusqu'à ce que la pâte soit bien dorée et croustillante. Retournez la tarte sur un plat. Parsemez-la de feta émiettée, de cébette et de graines de courge, puis servez avec de la salade verte.

ATOUTS BIEN-ÊTRE

- **Fibres :** la courge butternut et la farine de riz complet apportent des fibres, favorisant une bonne digestion et un bon transit.
- **Calcium :** la feta est une excellente source de calcium, essentiel à la santé osseuse et particulièrement important pour prévenir l'ostéoporose.
- **Antioxydants :** les oignons rouges et les cébettes sont riches en antioxydants, aidant à réduire l'inflammation et à protéger contre le stress oxydatif.
- **Graisses saines :** l'huile d'olive et les graines apportent des graisses saines, bénéfiques au cœur et au bien-être global.
- **Vitamines et minéraux :** la courge butternut est riche en vitamines A et C, tandis que les herbes aromatiques et les graines apportent des minéraux essentiels comme le magnésium et le zinc, contribuant au bien-être général et à l'énergie.

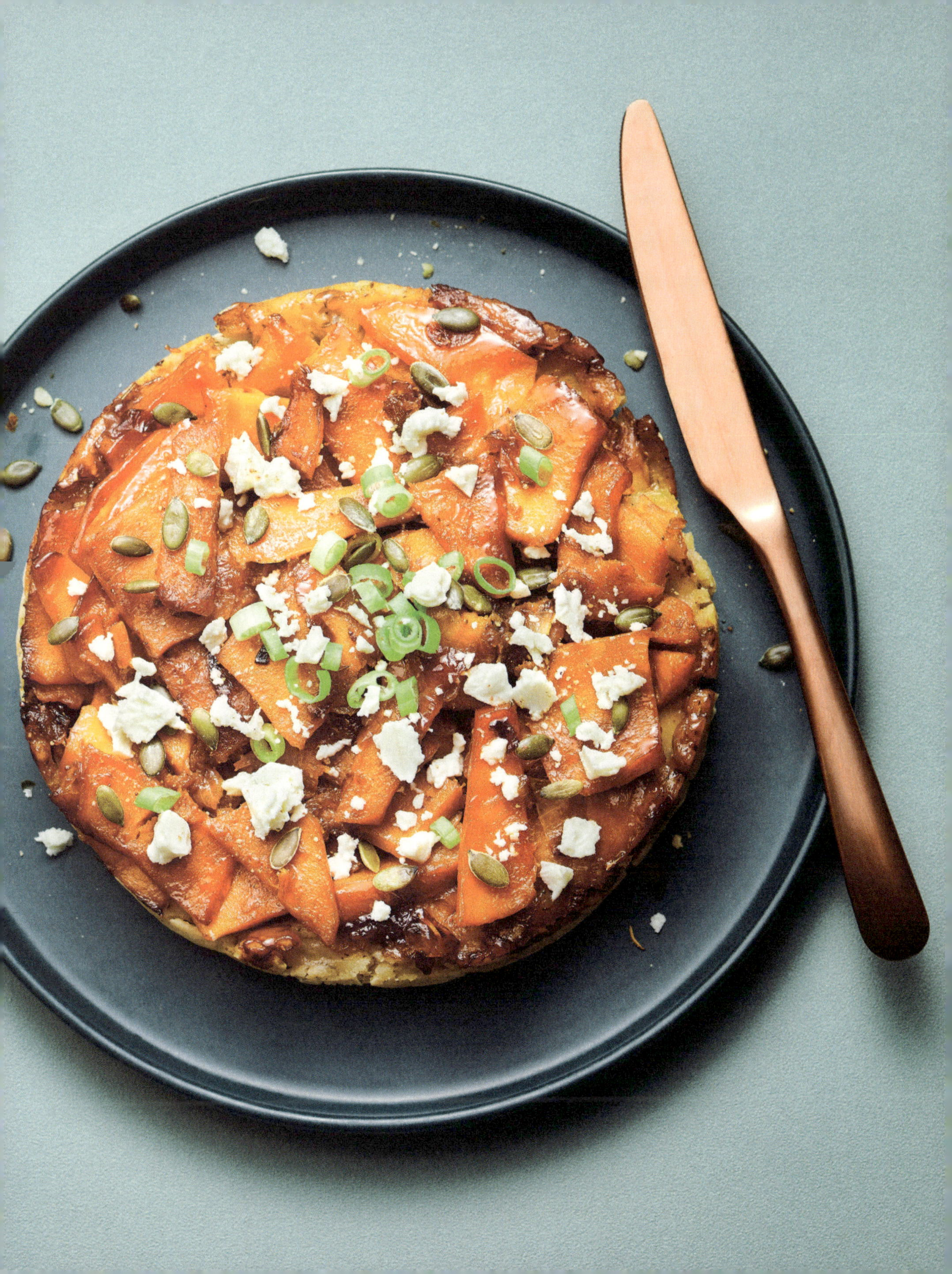

Crêpes *sans gluten*

Pour 10 à 12 crêpes
Préparation : 10 min
Réfrigération : 30 min
Cuisson : 30 min

250 g de farine de riz semi-complet

1 pincée de sel

3 œufs

500 ml de lait d'amande

Huile de coco

RECETTE

Mélangez la farine de riz avec le sel dans un saladier. Faites un puits au centre et cassez-y les œufs. Commencez à mélanger en incorporant progressivement la farine aux œufs. Ajoutez le lait d'amande petit à petit, en continuant de mélanger jusqu'à obtenir une pâte lisse et homogène.

Laissez reposer la pâte 30 minutes au réfrigérateur.

Faites chauffer à feu moyen une poêle graissée avec de l'huile de coco. Versez 1 petite louche de pâte dans la poêle et inclinez-la rapidement pour étaler la pâte sur toute la surface. Faites cuire chaque crêpe 1 à 2 minutes de chaque côté, jusqu'à ce qu'elle soit dorée. Répétez l'opération jusqu'à épuisement de la pâte.

Agrémentez ces crêpes de chocolat noir fondu, de fruits frais ou d'oléagineux avant de déguster.

ATOUTS BIEN-ÊTRE

- **Sans gluten :** une option idéale pour les personnes sensibles au gluten, aidant à éviter les ballonnements et les troubles digestifs.
- **Fibres :** la farine de riz contient des fibres, qui aident à réguler la digestion et à prévenir la constipation.
- **Facilité de digestion :** la farine de riz est légère et digeste, idéale pour les femmes en ménopause qui peuvent rencontrer des problèmes digestifs.
- **Énergie soutenue :** cette recette fournit un apport énergétique régulier sans pics de glycémie, aidant à réduire les fringales.

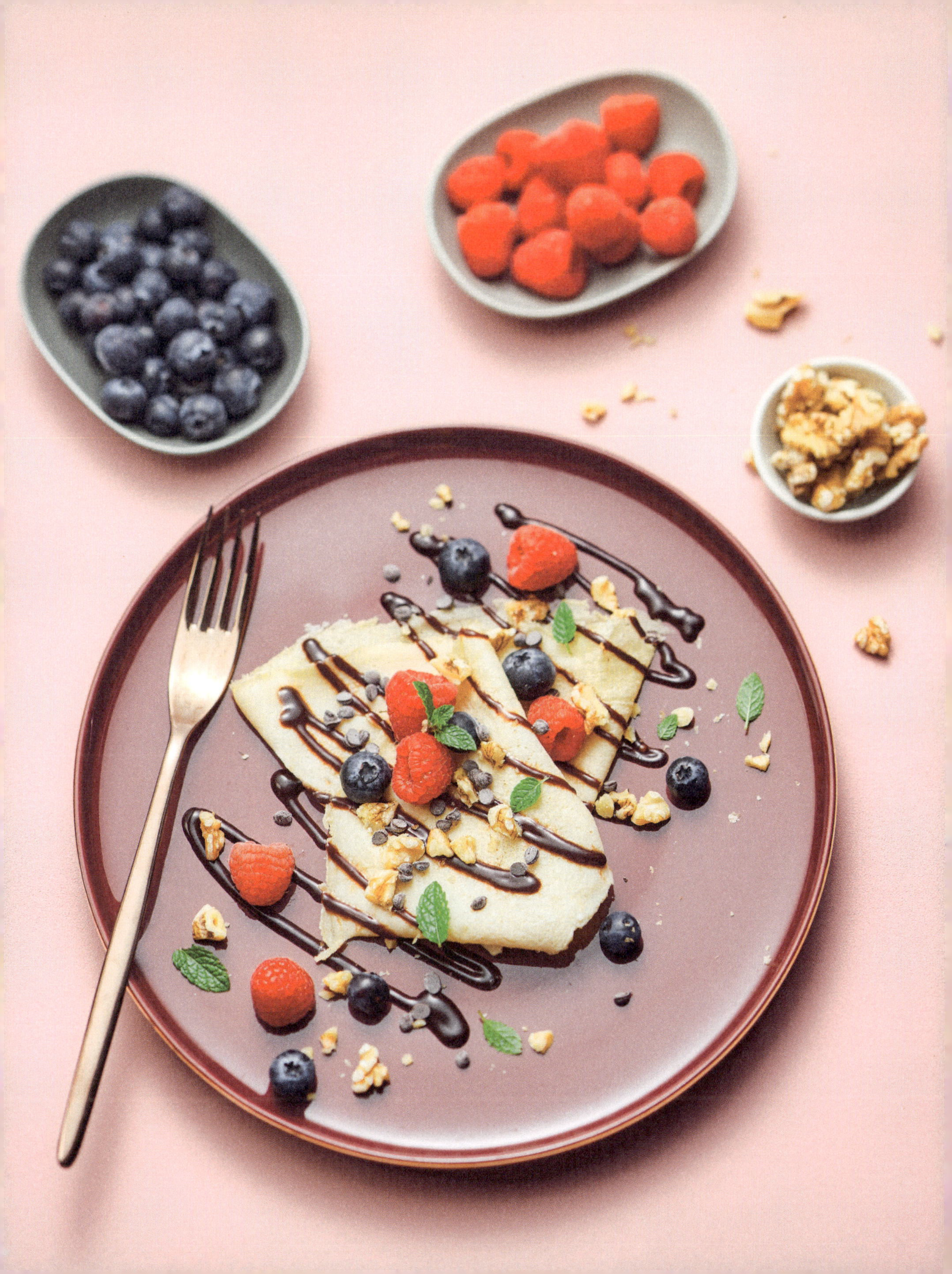

Granola *sarrasin-chocolat sans gluten*

Pour 1 l
Préparation : 15 min
Cuisson : 25 min
Conservation : 2 semaines à température ambiante

200 g de flocons de sarrasin

160 g de sarrasin décortiqué

4 cuil. à soupe de graines de chia

120 g de noisettes concassées

2 cuil. à soupe de cacao cru (ou de mélange cacao-maca)

160 g de purée de pommes sans sucre ajouté

2 cuil. à soupe de sirop d'érable

80 g de pépites de chocolat noir

RECETTE

Préchauffez le four à 160 °C (th. 5-6).

Mélangez les flocons de sarrasin, le sarrasin décortiqué, les graines de chia, les noisettes et le cacao (ou le mélange cacao-maca). Ajoutez la purée de pommes et le sirop d'érable, puis mélangez bien.

Étalez le granola de manière uniforme (1 à 2 cm d'épaisseur) sur une plaque de cuisson chemisée de papier sulfurisé. Enfournez pour 25 minutes environ, en mélangeant à mi-cuisson.

Lorsque le granola est complètement refroidi, émiettez-le, ajoutez les pépites de chocolat noir et mélangez bien avant de le verser dans un bocal hermétique.

ATOUTS BIEN-ÊTRE

- **Fibres :** les flocons de sarrasin, le sarrasin décortiqué et les graines de chia sont riches en fibres, ce qui aide à réguler la digestion et à prévenir la constipation.
- **Protéines :** les noisettes et les graines de chia apportent des protéines végétales, essentielles pour maintenir la masse musculaire et favoriser la satiété.
- **Antioxydants :** le cacao cru et les pépites de chocolat noir sont riches en antioxydants, qui aident à combattre le stress oxydatif et à protéger les cellules du vieillissement.
- **Acides gras oméga 3 :** les graines de chia sont une excellente source d'acides gras oméga 3, qui soutiennent la santé cardiovasculaire et réduisent l'inflammation.
- **Énergie et vitalité :** la purée de pommes et le sirop d'érable fournissent des glucides naturels pour une libération d'énergie soutenue, idéale pour lutter contre la fatigue.

FOCUS SUR LA MACA

La maca, présente dans le mélange cacao-maca utilisé dans cette recette, est une plante adaptogène connue pour ses propriétés bénéfiques à l'équilibre hormonal. Elle peut aider à atténuer les symptômes de la ménopause tels que les bouffées de chaleur, les troubles de l'humeur et la fatigue. De plus, la maca est riche en vitamines, minéraux et antioxydants qui contribuent au bien-être général.

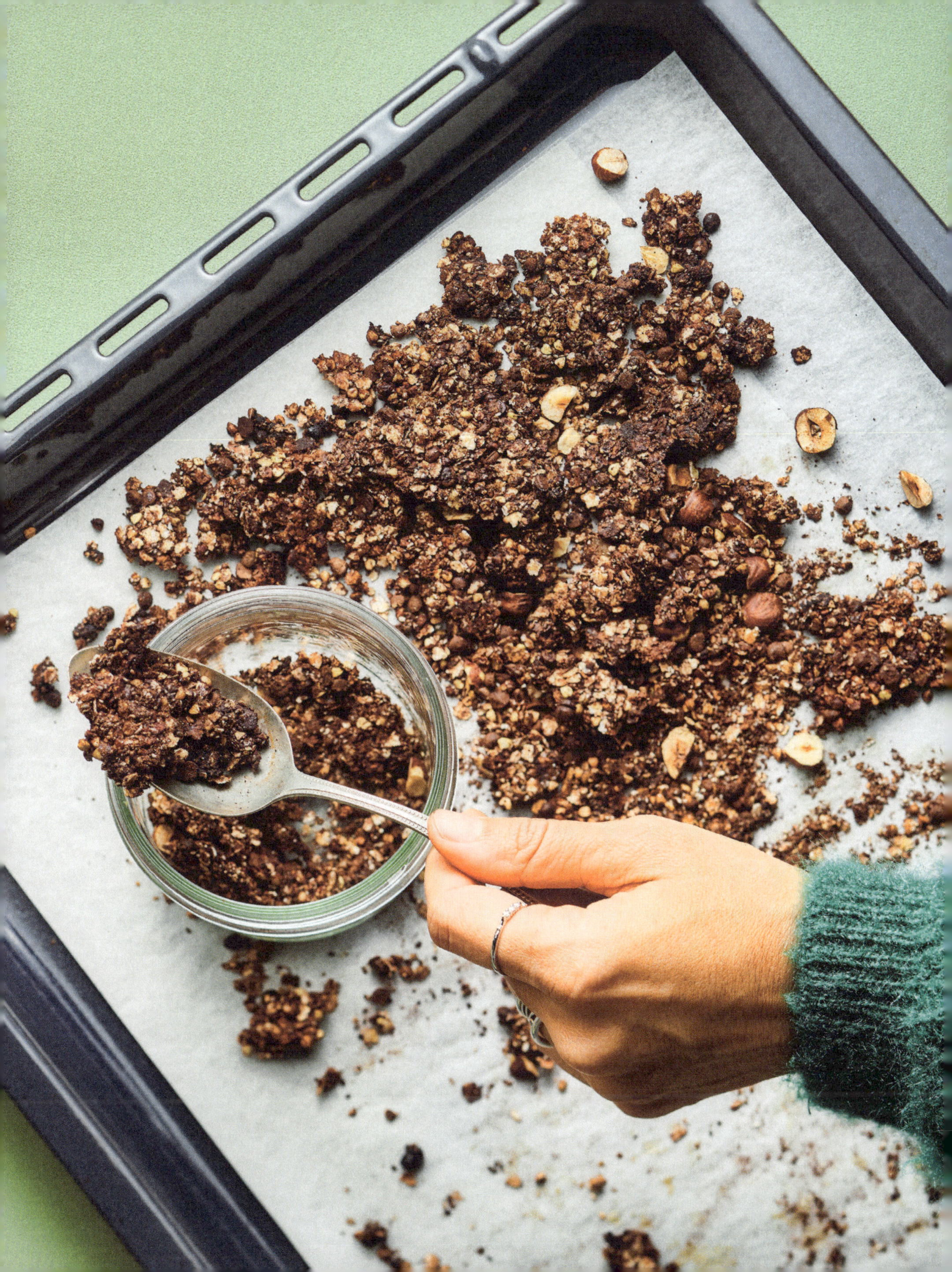

Le lactose

Comme pour le gluten, le problème du lactose provient principalement de l'industrialisation et de l'élevage intensif et non du lactose lui-même.

Les animaux sont souvent nourris avec des aliments non adaptés, riches en oméga 6 pro-inflammatoires, ce qui se répercute dans le lait. De plus, ils reçoivent des traitements antibiotiques et parfois des antidépresseurs en raison des maladies et infections liées à leurs conditions d'élevage. Ces résidus médicamenteux se retrouvent ensuite dans le lait que nous consommons, que ce soit sous forme de lait, yaourt, crème, beurre, fromage ou tout autre produit à base de lait.

Le lait subit aussi des traitements (pasteurisation ou traitement UHT) pour prolonger sa durée de conservation. Ces procédés peuvent avoir un impact significatif sur sa qualité nutritionnelle. En chauffant le lait à une température élevée pour tuer les bactéries pathogènes, on détruit également une partie de ses vitamines et minéraux, ainsi que les probiotiques bénéfiques.

L'idée n'est pas de supprimer complètement les produits laitiers à base de lait de vache, mais plutôt de choisir des produits de qualité et de les consommer avec modération (2 ou 3 fois par semaine).

Quelques conseils pour choisir des produits laitiers de qualité

1. **Privilégiez des produits laitiers bio** issus de chèvres, de brebis ou de vaches jersiaises élevées en pâturages et nourries à l'herbe.
2. **Choisissez des produits laitiers au lait cru ou microfiltré** pour préserver leurs micronutriments. Ces indications sont présentes sur les étiquettes des yaourts, beurres, laits frais, fromages et crèmes.
3. **Optez pour des produits laitiers fermentés** (yaourt, fromage) pour profiter des bonnes bactéries et réensemencer votre microbiote intestinal.
4. **Consommez du beurre cru** (en tartine) ou du ghee, un beurre clarifié sans lactose ni caséine, pour la cuisson.
5. **Variez votre consommation avec des produits végétaux :** il existe de nombreuses alternatives en magasin bio (boisson, crème à cuisiner, fauxmage, yaourt, etc).

Riz au lait *sans lactose*

Pour 4 personnes
Préparation : 10 min
Cuisson : 30 à 40 min

100 g de riz rond ou à dessert

750 ml de lait d'amande (ou autre lait végétal de votre choix)

1 gousse de vanille

40 g de sucre de coco (ou autre édulcorant naturel)

1 pincée de sel

1 cuil. à soupe de fécule de maïs (optionnel)

RECETTE

Rincez le riz à l'eau froide jusqu'à ce que l'eau soit claire. Versez le lait d'amande dans une casserole et ajoutez le riz. Fendez la gousse de vanille en deux et grattez les graines, puis ajoutez-les au lait avec le sucre de coco et le sel. Portez à ébullition à feu moyen, puis réduisez le feu à doux.

Laissez mijoter 30 à 40 minutes en mélangeant régulièrement, jusqu'à ce que le riz soit tendre et que le mélange épaississe. Si vous souhaitez une consistance plus épaisse, vous pouvez ajouter de la fécule dissoute dans un peu d'eau.

Une fois que la consistance désirée est atteinte, retirez la casserole du feu et servez tiède ou froid, éventuellement garni de fruits frais, de noix ou de cannelle.

ATOUTS BIEN-ÊTRE

- **Nutriments :** le riz est une bonne source de glucides complexes, fournissant une source d'énergie stable. Le lait d'amande, souvent enrichi de calcium, contribue à maintenir la santé des os, ce qui est essentiel pendant la ménopause en raison du risque accru d'ostéoporose.
- **Pauvre en lactose :** utiliser un lait végétal sans lactose réduit les inconforts digestifs et les symptômes liés à l'intolérance au lactose, tels que les ballonnements et les gaz.
- **Antioxydants :** le sucre de coco contient des antioxydants et des minéraux comme le potassium et le zinc, qui sont bénéfiques à la santé hormonale et peuvent aider à réduire les inflammations.
- **Bon pour la digestion :** le riz, en particulier le riz rond, est facile à digérer, ce qui peut aider à prévenir les troubles digestifs.

Biscuits *coco-chocolat*

Pour 10 à 20 biscuits
Préparation : 10 min
Cuisson : 12 à 15 min
Conservation : 1 semaine dans un bocal hermétique

- 200 g de farine d'amande
- 50 g de noix de coco râpée
- 80 ml d'huile de coco
- 80 ml de sirop d'érable
- 80 g de pépites de chocolat noir

RECETTE

Préchauffez le four à 180 °C (th. 6) et chemisez une plaque de cuisson de papier sulfurisé.

Mélangez la farine et la noix de coco. Faites fondre l'huile à feu doux, puis incorporez-la à la farine. Ajoutez le sirop d'érable et mélangez bien jusqu'à obtenir une pâte homogène. Ajoutez les pépites de chocolat et mélangez délicatement.

Formez des boules de pâte avec une cuillère à soupe et disposez-les sur la plaque en les espaçant légèrement. Aplatissez-les un peu avec le dos de la cuillère ou avec vos doigts pour former des disques. Enfournez pour 12 à 15 minutes, jusqu'à ce que les biscuits soient dorés sur les bords. Laissez refroidir sur une grille avant de déguster.

ATOUTS BIEN-ÊTRE

- **Graisses saines :** l'huile de coco et la farine d'amande apportent des graisses saines qui sont bénéfiques au cœur et peuvent aider à équilibrer les hormones pendant la ménopause.
- **Nutriments essentiels :** la farine d'amande est riche en vitamine E, un antioxydant qui aide à protéger les cellules du stress oxydatif, et en magnésium, important pour la santé des os et la régulation des hormones.
- **Pauvre en sucre raffiné :** le sirop d'érable est un édulcorant naturel qui contient des minéraux comme le manganèse et le zinc, bénéfiques au métabolisme et au système immunitaire. C'est une alternative plus saine au sucre raffiné.
- **Fibres :** la noix de coco râpée apporte des fibres, qui favorisent une digestion saine et peuvent aider à rétablir un bon transit.
- **Énergie libérée progressivement :** les graisses saines et les protéines de la farine d'amande, ainsi que les antioxydants du chocolat, fournissent une source d'énergie stable, ce qui peut aider à maintenir la vitalité tout au long de la journée et à égaliser l'humeur.

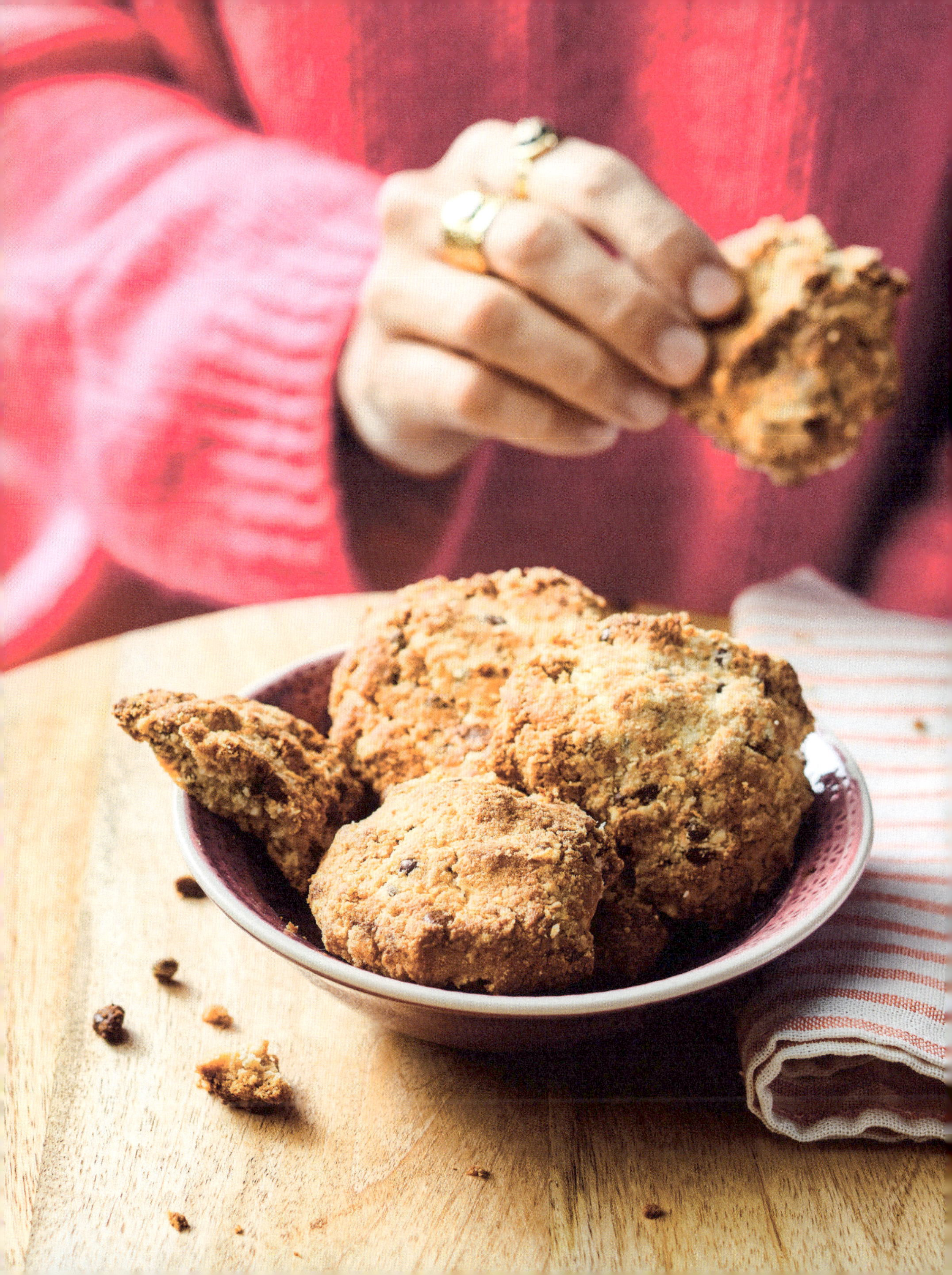

Gâteau *patate douce-cacao*

Préparation : 15 min
Cuisson : 45 à 50 min

1 grosse patate douce

100 g de farine de petit épeautre (ou de farine de riz semi-complet pour une option sans gluten)

50 g de cacao cru en poudre

1 cuil. à café de poudre à lever (sans gluten si besoin)

1 pincée de sel

2 œufs

70 g de sirop d'érable

60 ml d'huile de coco

60 g de noix concassées (noix du Brésil, de Grenoble, amandes, noisettes...)

RECETTE

Préchauffez le four à 180 °C (th. 6) et chemisez un moule à gâteau de papier sulfurisé ou graissez-le avec de l'huile de coco.

Épluchez et coupez la patate douce en morceaux. Faites-la cuire dans une casserole d'eau jusqu'à ce qu'elle soit tendre, puis réduisez-la en purée à l'aide d'un mixeur ou d'une fourchette.

Mélangez la farine, le cacao, la poudre à lever et le sel.

Battez les œufs avec le sirop d'érable et l'huile de coco fondue. Incorporez 250 g de purée de patate douce et mélangez bien.

Mélangez les deux préparations jusqu'à obtenir une pâte homogène. Incorporez les noix. Versez la pâte dans le moule et lissez le dessus avec une spatule. Enfournez pour 25 à 30 minutes, jusqu'à ce que la pointe d'un couteau insérée au centre du gâteau en ressorte propre.

Laissez refroidir dans le moule 10 minutes environ avant de démouler le gâteau sur une grille. Dégustez froid..

ATOUTS BIEN-ÊTRE

- **Vitamines et minéraux :** la patate douce est une excellente source de bêta-carotène (vitamine A), de vitamine C et de potassium. Ces nutriments sont importants pour soutenir la santé de la peau et renforcer le système immunitaire.
- **Fibres :** la patate douce et la farine de petit épeautre fournissent des fibres qui aident à réguler le transit intestinal.
- **Antioxydants :** le cacao cru est riche en antioxydants comme les flavonoïdes, qui peuvent aider à réduire l'inflammation et le stress oxydatif, tout en soutenant le bien-être cardiaque.
- **Énergie équilibrée** : l'huile de coco et le sirop d'érable fournissent des graisses saines et des glucides naturels qui aident à stabiliser les niveaux d'énergie et l'humeur, ce qui est particulièrement bénéfique aux fluctuations hormonales.
- **Alternative au gluten :** grâce à la farine de petit épeautre ou de riz, cette recette est adaptée aux personnes sensibles au gluten ou cherchant à l'éviter, tout en fournissant une bonne source de protéines végétales et de nutriments essentiels.

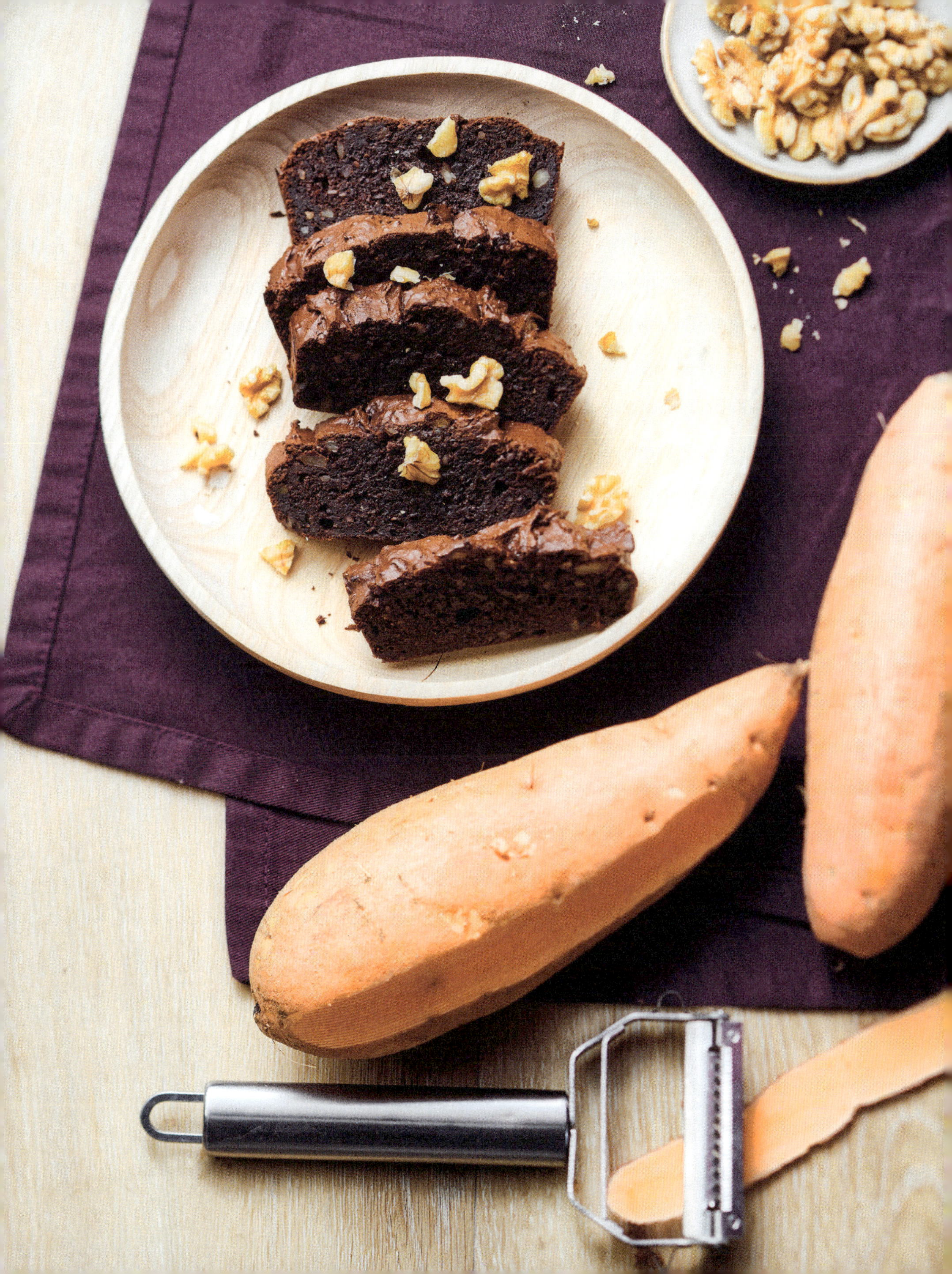

Recettes *pour soulager les bouffées de chaleur et les sueurs nocturnes*

Pendant la ménopause, les bouffées de chaleur et les sueurs nocturnes sont des symptômes courants. Une alimentation riche en fruits et légumes hydratants peut aider à soulager ces symptômes en maintenant une bonne hydratation et en apportant des nutriments essentiels.

Les fruits et légumes hydratants

Les aliments contribuant à l'hydratation

Pastèque

Composée à 92 % d'eau, la pastèque est un excellent choix pour maintenir une bonne hydratation. Cette teneur en eau aide à réguler la température corporelle et peut soulager les bouffées de chaleur.

Concombre

Avec une teneur en eau de 96 %, le concombre est parfait pour hydrater le corps et apporter un effet rafraîchissant. Il peut être consommé en salade, en smoothie ou comme en-cas.

Fraise

Les fraises, riches en eau (environ 91 %), apportent non seulement de l'hydratation mais aussi des antioxydants (comme tous les autres fruits rouges) qui peuvent aider à réduire les inflammations.

Courgette

Avec une teneur en eau élevée (environ 95 %), la courgette aide à maintenir l'hydratation et peut être utilisée dans une variété de plats. Nous en avons peu l'habitude, mais la courgette crue est délicieuse râpée ou en salade.

Les aliments aidant à réguler la température corporelle

Melon

Comme la pastèque, le melon est riche en eau et en vitamines, notamment la vitamine C, qui soutient le système immunitaire et peut aider à réguler la température corporelle.

Tomate

La tomate est un fruit hydratant, avec une teneur en eau de 95 %. Elle est également riche en lycopène, un antioxydant qui aide à réduire les symptômes liés à la ménopause.

Les aliments riches en nutriments et antioxydants

Pomme

En plus de leur teneur en eau (environ 86 %), les pommes sont riches en fibres et en antioxydants, ce qui aide à réguler le métabolisme et à améliorer la digestion, contribuant à un bien-être général.

Poire

Les poires sont hydratantes (environ 84 % d'eau) et fournissent des vitamines et des minéraux qui aident à réduire les symptômes de la ménopause et à améliorer le confort digestif.

Épinard

Bien qu'ils soient moins hydratants que les fruits cités ci-dessus, les épinards sont riches en magnésium, un minéral qui aide à réguler la température corporelle et à réduire les crampes nocturnes.

Les aliments offrant un effet apaisant et rafraîchissant

Ananas

Contenant environ 86 % d'eau, l'ananas est aussi riche en broméline, une enzyme qui aide à réduire les inflammations et peut apporter un effet rafraîchissant au système digestif.

Kiwi

Les kiwis, riches en eau (environ 83 %), sont également une excellente source de vitamine C et de fibres, aidant à réguler les taux d'hormones et à apaiser les symptômes de la ménopause.

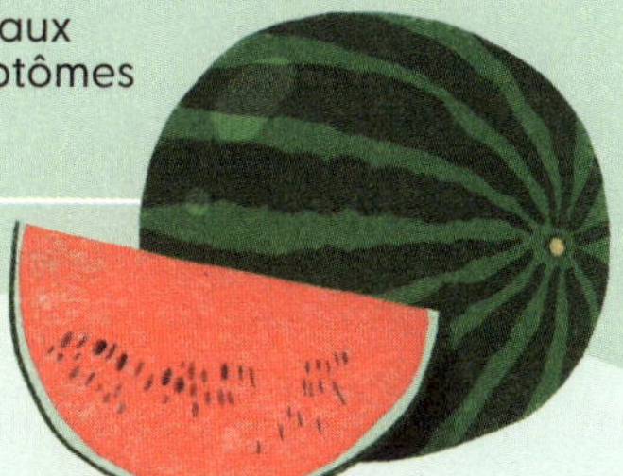

Conseils pour intégrer ces aliments dans votre alimentation

Salades et smoothies

Intégrez des fruits et légumes hydratants dans vos salades et smoothies pour une dose supplémentaire d'hydratation.

En-cas

Consommez des fruits frais comme en-cas pendant la journée pour maintenir une bonne d'hydratation.

Soupes et jus

Préparez des soupes fraîches ou des jus maison à l'extracteur en utilisant des légumes comme le concombre et la courgette pour une hydratation maximale.

Smoothies rafraîchissants

Pour 1 personne
Préparation : 10 minutes

Mixez l'ensemble des ingrédients du smoothie que vous souhaitez réaliser dans un blender jusqu'à obtenir une texture lisse.

Pastèque-concombre

- 300 g de dés de pastèque
- ½ concombre pelé
- 1 poignée de feuilles de menthe fraîche
- 1 cuil. à soupe de jus de citron frais

ALIMENTS BIEN-ÊTRE

Pastèque : elle hydrate et aide à réguler la température corporelle.

Concombre : il apporte une hydratation supplémentaire et un effet désaltérant.

Menthe : elle aide à apaiser le système digestif et offre un effet rafraîchissant.

Melon-fraises

- 150 g de dés de melon
- 150 g de fraises
- 125 g de yaourt grec au lait cru
- 1 cuil. à café de miel

ALIMENTS BIEN-ÊTRE

Melon : riche en eau et en vitamines, il aide à réguler la température corporelle.

Fraises : elles contiennent des antioxydants et aident à réduire l'inflammation.

Yaourt grec au lait cru : il apporte des probiotiques pour un soutien digestif.

Kiwi-pastèque

- 2 kiwis pelés
- 150 g de dés de pastèque
- 120 ml de lait d'amande
- 1 cuil. à café de graines de chia

ALIMENTS BIEN-ÊTRE

Kiwi : riche en vitamine C et en fibres, il aide à réguler les taux d'hormones.

Pastèque : elle hydrate et aide à soulager les bouffées de chaleur.

Graines de chia : elles apportent des acides gras oméga 3 pour une bonne santé générale.

Ananas-kiwi

- 150 g de dés d'ananas
- 2 kiwis pelés
- 120 ml de lait de coco
- 1 cuil. à café de gingembre frais râpé

ALIMENTS BIEN-ÊTRE

Ananas : il contient de la broméline, qui aide à réduire l'inflammation.

Kiwi : riche en vitamine C, il aide à renforcer le système immunitaire.

Gingembre : il aide à calmer l'inflammation et améliore la digestion.

Tomates-poires

- 150 g de tomates cerises
- 1 poire épépinée*
- 120 ml de lait d'amande
- 1 cuil. à café de basilic frais ciselé

ALIMENTS BIEN-ÊTRE

Tomate : riches en lycopène, elles aident à réduire les symptômes de la ménopause.

Poire : apportant hydratation et fibres, elle aide à la régularité intestinale.

Basilic : il aide à calmer l'inflammation et améliore la digestion.

* Selon vos goûts, la puissance de votre mixeur et la provenance de vos fruits (bio ou non), vous pouvez peler la poire.

Épinards-kiwi-pomme

- 30 g de feuilles d'épinards frais
- 2 kiwis pelés
- 1 pomme* épépinée
- 120 ml de lait d'amande (ou tout autre lait végétal)
- 1 cuil. à soupe de graines de chia

ALIMENTS BIEN-ÊTRE

Épinards : riches en vitamines A, C, et K, ainsi qu'en fer et en magnésium, ils aident à maintenir la santé osseuse, soutiennent le système immunitaire et peuvent contribuer à réduire les symptômes de la ménopause grâce à leurs propriétés anti-inflammatoires.

Kiwi : cet excellent apport en vitamine C et en fibres soutient la digestion et renforce le système immunitaire. Il aide également à stabiliser le taux de sucre sanguin.

Pomme : source de fibres, en particulier de pectine, elle favorise une digestion saine et donne de l'énergie.

Lait d'amande : il apporte une alternative sans lactose riche en vitamine E et en graisses saines.

* Selon vos goûts, la puissance de votre mixeur et la provenance de vos fruits (bio ou non), vous pouvez peler la pomme.

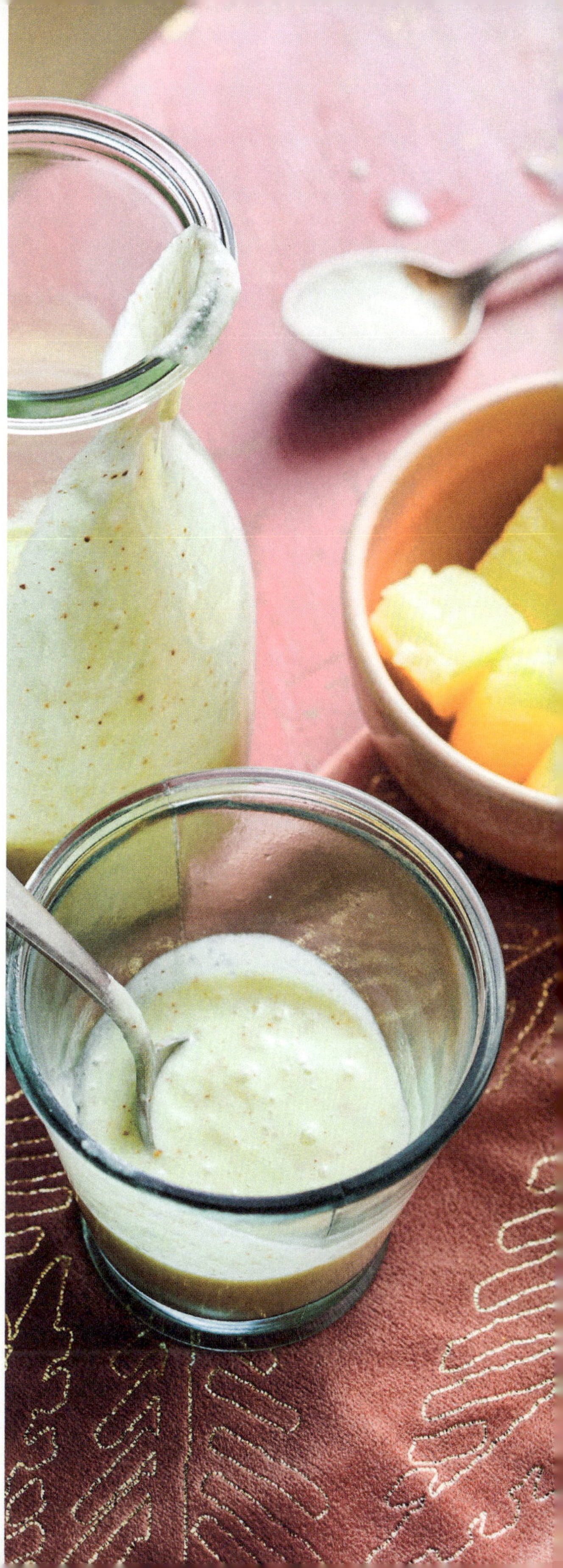

Salade *concombre-menthe*

Pour 4 personnes
Préparation : 15 min
Réfrigération : 10 min

2 concombres

1 bouquet de menthe fraîche

150 g de feta

2 cuil. à soupe d'huile d'olive

Le jus de 1 citron

1 poignée de noix de Grenoble

Sel et poivre

RECETTE

Coupez les concombres en fines rondelles. Ciselez la menthe. Émiettez la feta.

Mélangez le tout et ajoutez l'huile et le jus de citron. Assaisonnez et mélangez délicatement.

Réservez la salade 10 minutes au réfrigérateur avant de la servir pour qu'elle soit bien fraîche. Ajoutez les noix juste avant de déguster pour savourer encore plus de croquant.

ATOUTS BIEN-ÊTRE

- **Vitamine C :** la vitamine C du jus de citron renforce le système immunitaire et améliore l'absorption du fer, contribuant à réduire la fatigue.
- **Rafraîchissante :** la combinaison du concombre et de la menthe procure une sensation de fraîcheur.
- **Acides gras oméga 3 :** ils favorisent la santé cognitive et cardiovasculaire, aidant à maintenir une bonne santé globale.
- **Antioxydants :** ils protègent les cellules contre les dommages oxydatifs, soutenant la santé cardiovasculaire et réduisant les inflammations.
- **Fibres et hydratation :** les fibres soutiennent la digestion, tandis que l'hydratation est cruciale pour atténuer les bouffées de chaleur et les sueurs nocturnes.

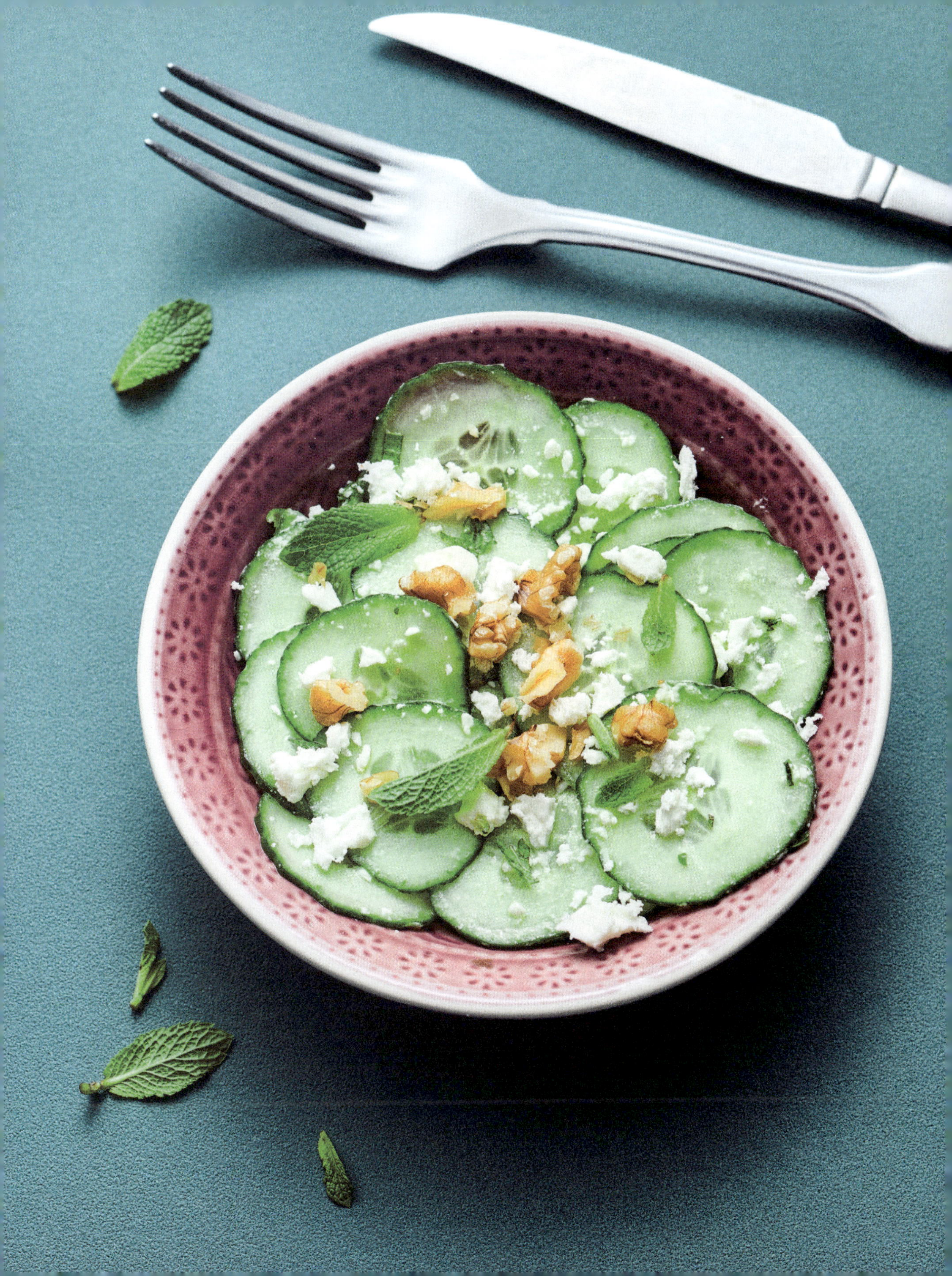

Carpaccio *de tomates et de courgettes*

Pour 4 personnes
Préparation : 15 min
Réfrigération : 10 min

4 tomates anciennes (de différentes variétés pour plus de couleurs et de saveurs)

1 grande courgette

1 bouquet de basilic frais

3 cuil. à soupe d'huile d'olive

Le jus de 1 citron

50 g de pignons de pin

50 g de parmesan râpé ou en copeaux

Sel et poivre

RECETTE

Coupez les tomates et la courgette en fines rondelles en utilisant un Économe® ou une mandoline pour obtenir des tranches fines. Ciselez le basilic.

Disposez les rondelles de tomates et de courgettes sur un grand plat en les alternant pour produire un bel effet visuel, puis parsemez-les de basilic.

Mélangez l'huile et le jus de citron, assaisonnez et versez la sauce sur les légumes.

Faites griller les pignons dans une poêle à sec pendant quelques minutes, jusqu'à ce qu'ils soient dorés. Parsemez-en le carpaccio. Râpez le parmesan ou faites-en des copeaux à l'aide d'un Économe®, puis à disposer sur les légumes.

Réservez 10 minutes au réfrigérateur pour que les saveurs se mélangent et servez frais.

ATOUTS BIEN-ÊTRE

Vitamine C : présente dans les tomates, elle est essentielle pour soutenir le système immunitaire et améliorer l'absorption du fer, et particulièrement utile pour prévenir la fatigue.

Bêta-carotène : dans les tomates et la courgette, ce précurseur de la vitamine A contribue à la santé de la peau et des yeux, tout en jouant un rôle dans la réduction des inflammations.

Vitamine K : cette vitamine, présente dans le basilic, est importante pour la santé osseuse et aide à réduire le risque d'ostéoporose.

Acides gras oméga 3 : contenus dans les pignons de pin, ils favorisent la santé cardiovasculaire et aident à réduire les inflammations, contribuant à une meilleure santé globale.

Antioxydants : les tomates anciennes, riches en lycopène, aident à protéger les cellules contre les dommages oxydatifs et à soutenir la santé cardiovasculaire.

Acides gras sains oméga 9 : présents dans l'huile d'olive, ils contribuent à la santé cardiaque et aident à réduire les inflammations.

Fibres et hydratation : apportées par les courgettes et les tomates, elles soutiennent la digestion et l'hydratation, aidant à atténuer les symptômes de la ménopause comme les bouffées de chaleur et les sueurs nocturnes.

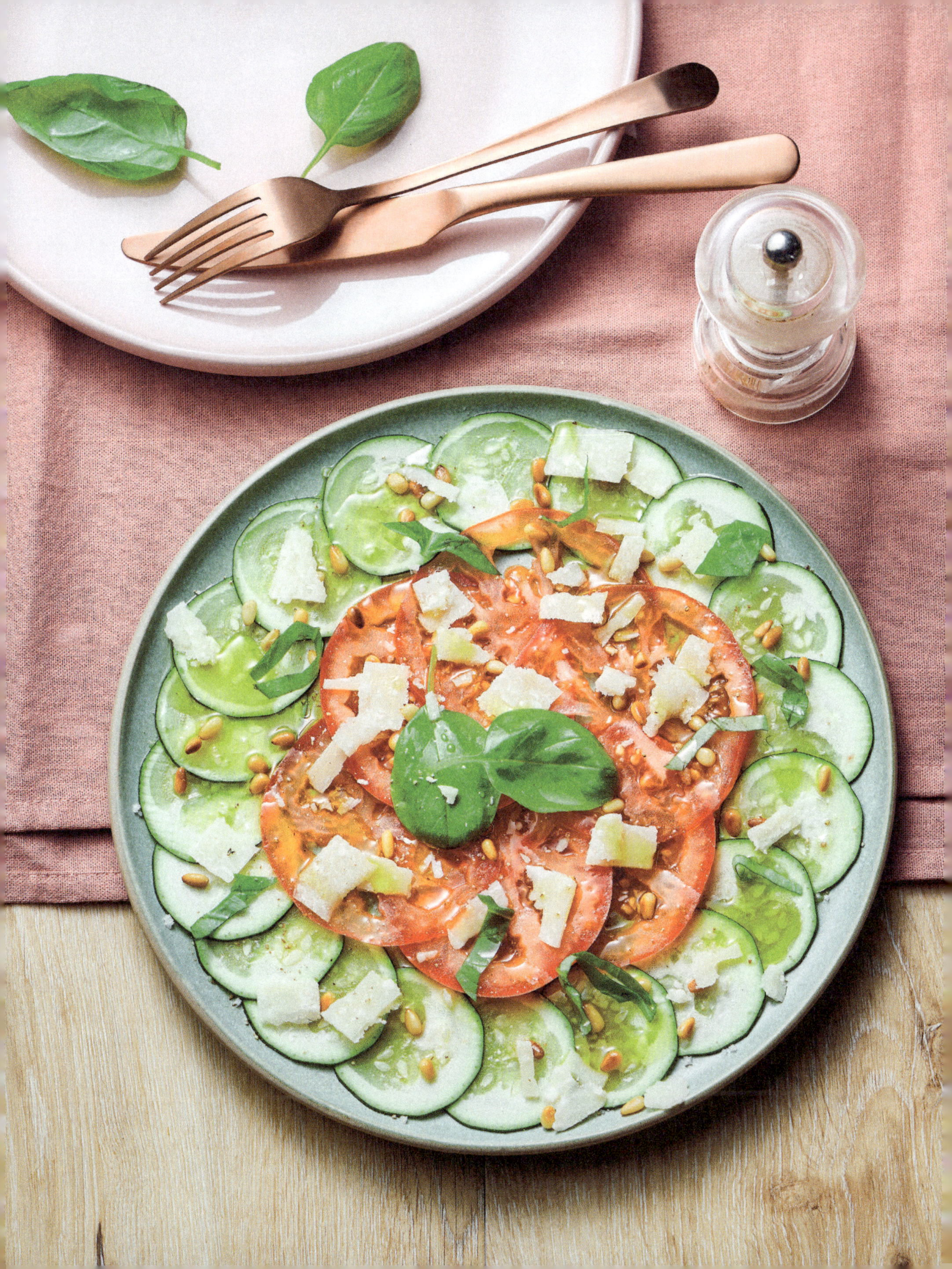

Velouté froid *de petits pois à la menthe*

Pour 4 personnes
Préparation : 10 min
Cuisson : 20 min
Réfrigération : 1 h

1 oignon
1 gousse d'ail
2 poireaux
500 g de petits pois frais ou surgelés
2 cuil. à soupe d'huile d'olive
1 l de bouillon de légumes
1 bouquet de menthe fraîche
1 cuil. à soupe de yaourt grec au lait cru (optionnel)
4 cuil. à soupe d'huile de lin
Sel et poivre

RECETTE

Épluchez l'oignon et l'ail. Émincez-les avec les poireaux. Écossez les petits pois s'ils sont frais.

Faites chauffer l'huile d'olive dans une grande casserole et faites-y revenir l'oignon, l'ail et les poireaux 5 minutes à feu moyen, jusqu'à ce qu'ils soient tendres.

Ajoutez les petits pois et le bouillon, portez à ébullition, puis réduisez le feu et laissez mijoter 15 minutes, jusqu'à ce que les petits pois soient cuits.

Ôtez la casserole du feu et ajoutez les feuilles de menthe (gardez-en quelques-unes pour la décoration). Mixez la soupe avec un mixeur plongeant jusqu'à obtenir une texture lisse et veloutée. Assaisonnez. Si vous souhaitez une soupe plus crémeuse, incorporez le yaourt.

Laissez la soupe refroidir, puis placez-la au moins 1 heure au réfrigérateur, jusqu'à ce qu'elle soit bien froide. Versez-la dans des bols, décorez avec le reste des feuilles de menthe et 1 cuillerée à soupe d'huile de lin par bol.

ATOUTS BIEN-ÊTRE

- **Vitamine C :** présente dans les petits pois et la menthe, elle favorise la santé du système immunitaire et aide à l'absorption du fer pour combattre la fatigue.
- **Fibres :** les poireaux et les petits pois sont riches en fibres, qui soutiennent la digestion, favorisent un transit intestinal sain et aident à réguler la glycémie, ce qui est important pour éviter les variations d'énergie.
- **Graisses saines :** l'huile de lin contient des oméga 3 et des phytoœstrogènes qui soutiennent l'équilibre hormonal pendant la ménopause, contribuant à la régulation des symptômes comme les bouffées de chaleur et à la réduction de l'inflammation.
- **Antioxydants :** apportés par les petits pois et la menthe, ils protègent les cellules contre les dommages et soutiennent la santé générale.
- **Rafraîchissante :** cette soupe froide a un effet rafraîchissant, idéal pour apaiser les bouffées de chaleur et les sueurs nocturnes.

Les plantes pour les bouffées de chaleur

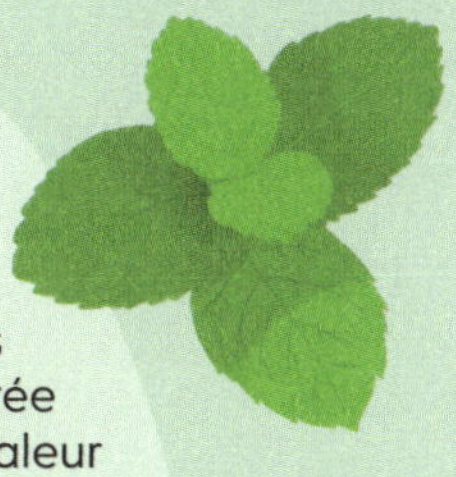

La menthe poivrée (Mentha x piperita L.)

Les propriétés rafraîchissantes et apaisantes de la menthe poivrée peuvent réduire la sensation de chaleur intense pendant une bouffée de chaleur. En plus de son effet rafraîchissant, elle aide à la digestion en apportant un effet calmant sur les spasmes digestifs et intestinaux (utile en cas de nausées, de douleurs abdominales, de flatulences). En huile essentielle, elle peut également soulager les maux de tête.

Décoction puis infusion : faites bouillir 2 cuillerées à café de plantes séchées bio dans 250 ml d'eau bouillante. Couvrez pour éviter que les principes actifs de la plante s'échappent, puis laissez infuser 10 minutes. Buvez-en 1 ou 2 tasses par jour.

La cimicifuga (Cimicifuga racemosa)

La cimicifuga est une des plantes prépondérantes du début et de la fin de vie hormonale chez les femmes (puberté et ménopause). Elle aide à accompagner les troubles de l'humeur, la sécheresse vaginale et les bouffées de chaleur.

Décoction puis infusion : faites bouillir 1 cuillerée à café de racines pour 250 ml d'eau froide pendant 5 minutes, puis laissez infuser à couvert pendant 10 minutes. Buvez-en 1 ou 2 tasses par jour.

Le yam (Dioscorea villosa)

Le yam est une plante qui peut aider à équilibrer les taux d'hormones chez les femmes ménopausées. Il est particulièrement utile pour réduire l'intensité des bouffées de chaleur, les douleurs ovariennes et menstruelles. Il aide le corps à s'adapter aux modifications hormonales.

Décoction puis infusion : faites bouillir 1 cuillerée à café de racine de yam dans 250 ml d'eau froide pendant 5 minutes, puis laissez infuser à couvert pendant 10 minutes. Buvez-en 1 ou 2 tasses par jour.

Gaspacho de concombre, *poivron et menthe fraîche*

Pour 4 personnes
Préparation : 15 min
Réfrigération : 1 h

1 poivron rouge
2 grands concombres
1 petit oignon rouge
1 bouquet de menthe fraîche
3 cuil. à soupe d'huile d'olive
2 cuil. à soupe de vinaigre de cidre
1 gousse d'ail
Sel et poivre

RECETTE

Épépinez le poivron et coupez-le en morceaux. Pelez les concombres et coupez-les également en morceaux. Épluchez l'oignon et coupez-le en quatre.

Placez les morceaux de poivron, de concombre, d'oignon, les feuilles de menthe (gardez-en quelques-unes pour la décoration), l'huile, le vinaigre et l'ail pelé dans un mixeur. Mixez jusqu'à obtenir une texture lisse et homogène. Si vous n'avez pas de mixeur, un plongeur fera très bien l'affaire.

Assaisonnez. Si le gaspacho est trop épais, ajoutez un peu d'eau froide jusqu'à obtenir la consistance souhaitée. Réservez au moins 1 heure au réfrigérateur pour servir bien frais.

Versez le gaspacho dans des bols ou des verres, décorez avec le reste des feuilles de menthe et un filet d'huile d'olive. Servez aussitôt.

ATOUTS BIEN-ÊTRE

- **Vitamine C :** présente dans le poivron et la menthe, elle est essentielle pour soutenir le système immunitaire, aide à améliorer l'absorption du fer et réduit la fatigue.
- **Fibres :** les concombres et l'oignon sont riches en fibres qui contribuent à la santé digestive et aident à maintenir un bon transit intestinal, réduisant les risques de constipation fréquents pendant la ménopause.
- **Antioxydants :** apportés par le poivron, le concombre et la menthe, ils protègent les cellules contre les dommages oxydatifs, soutiennent la santé cardiovasculaire et aident à réduire les inflammations.
- **Acides gras sains oméga 9 :** l'huile d'olive est riche en oméga 9, contribuant à la santé cardiaque et aidant à réduire les inflammations.
- **Effet rafraîchissant :** le concombre et la menthe apportent un effet rafraîchissant qui aide à soulager les bouffées de chaleur et les sueurs nocturnes.

IDÉES D'ACCOMPAGNEMENTS

Pain au levain frotté à l'ail : servez ce gaspacho avec des tranches de pain au levain grillées et frottées avec de l'ail. Le pain au levain apporte des glucides complexes, un apport énergétique régulier et les bénéfices digestifs du levain.

Protéines : ajoutez une portion de fromage de chèvre frais, des œufs durs ou une poignée de pois chiches grillés pour compléter ce repas avec une source de protéines.

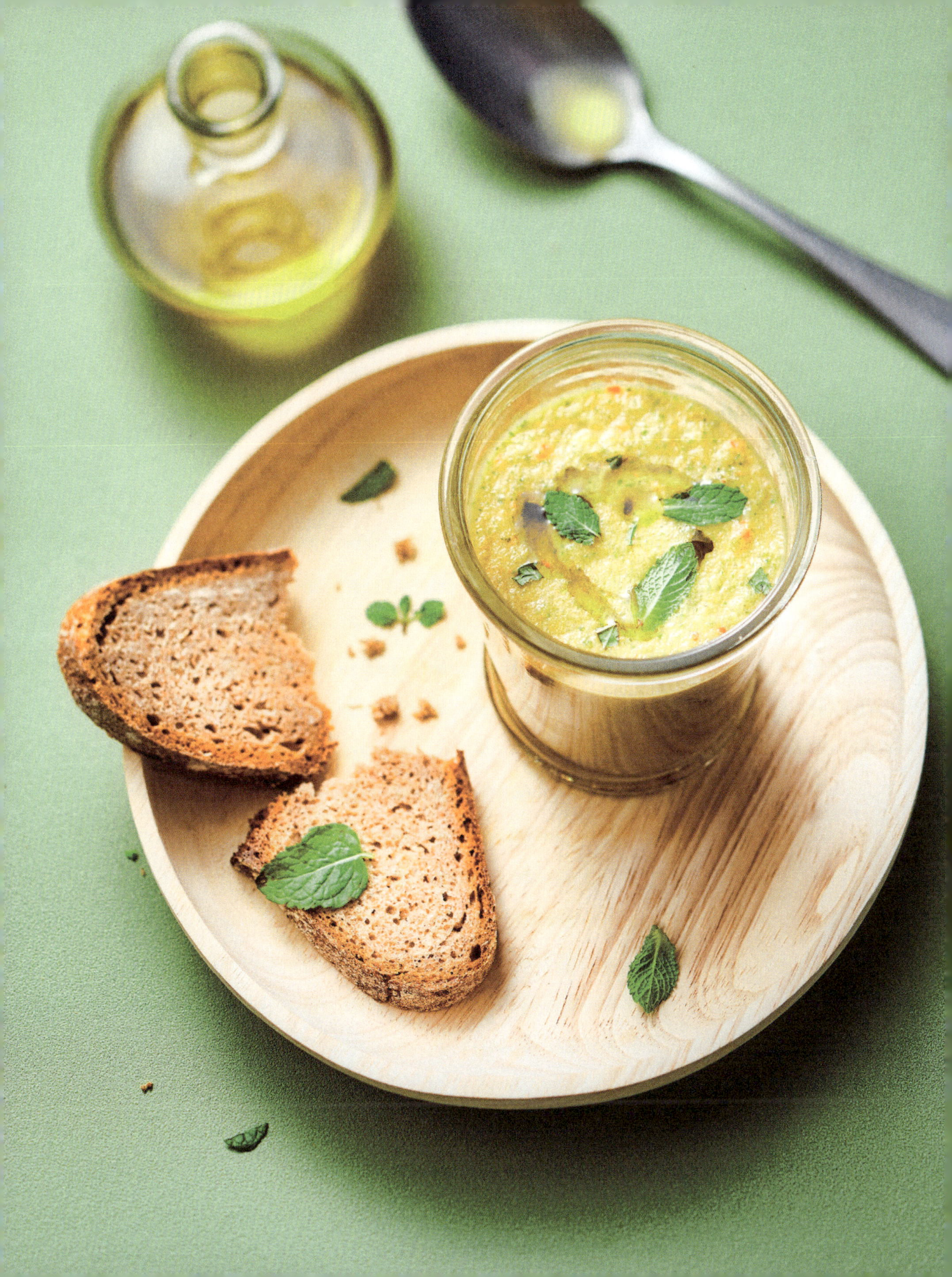

Recettes *contre la sécheresse intime*

La sécheresse vaginale, liée à la baisse des œstrogènes, peut être source d'inconfort. La consommation d'acides gras essentiels et une bonne hydratation permettent de maintenir la lubrification naturelle et de préserver la souplesse des tissus.

Les oméga 3 pour favoriser une lubrification naturelle

Les oméga 3 sont des acides gras essentiels que le corps ne produit pas lui-même, ils doivent donc être obtenus à partir de l'alimentation.

Ces acides gras ont des propriétés anti-inflammatoires et antithrombotiques qui peuvent aider à réduire le risque de maladies cardiovasculaires.

Ils contribuent à maintenir le bien-être cardiaque en réduisant l'inflammation, en améliorant la fonction vasculaire et en régulant les taux de lipides sanguins.

Les oméga 3 peuvent également jouer un rôle dans le bien-être osseux en aidant à réduire la perte osseuse et en favorisant la densité minérale osseuse, ce qui diminue le risque d'ostéoporose et de perte de densité osseuse.

Ils sont aussi associés à un meilleur bien-être mental et émotionnel, aidant à réguler l'humeur, à réduire les symptômes de dépression et d'anxiété, et à améliorer le bien-être cognitif.

En raison de leurs propriétés anti-inflammatoires, les oméga 3 peuvent aider à atténuer l'inflammation dans tout le corps. Pendant la ménopause, l'inflammation chronique peut aggraver divers problèmes de santé, tels que les douleurs articulaires et les bouffées de chaleur. Les oméga 3 peuvent aider à atténuer ces symptômes en réduisant l'inflammation et en favorisant un meilleur bien-être global.

La différence entre les oméga 3 ALA et EPA-DHA

Les oméga 3 ALA, présents dans les végétaux, se transforment en oméga 3 EPA et DHA, que l'on trouve dans les huiles de poisson et les poissons gras. Ces formes actives aident le corps à produire des substances anti-inflammatoires. Cette transformation nécessite des minéraux comme le zinc et le magnésium. En cas de stress, nous pouvons manquer de ces minéraux, il est donc important de consommer assez d'oméga 3 d'origine animale

Les aliments riches en oméga 3

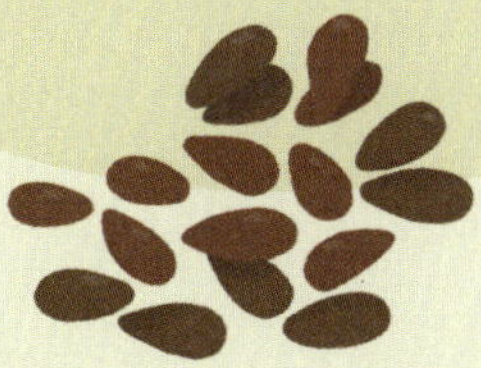

Oméga 3 ALA

Huile et graines de lin
Graines de chia
Noix et oléagineux
Huile de colza
Huile de cameline

Oméga 3 EPA-DHA

Poissons gras :
sardines,
maquereaux,
saumons sauvages,
harengs,
thons sauvages,
anchois,
truites

Tartines *nordiques*

Pour 4 personnes
Préparation : 15 min

200 g de saumon cru
1 avocat
1 concombre
4 tranches de pain de seigle au levain
100 g de fromage frais de chèvre ou de brebis
1 cuil. à soupe d'huile d'olive
Le jus de 1 citron vert
1 cuil. à soupe de câpres
Aneth frais
Graines de sésame noir
Sel et poivre

RECETTE

Retirez la peau du saumon et coupez-le en tranches fines. Ôtez la peau de l'avocat et le noyau, puis émincez la chair de l'avocat et le concombre. Toastez le pain.

Sur chaque tranche de pain, étalez une fine couche de fromage frais. Disposez les tranches d'avocat et de concombre dessus, puis le saumon. Arrosez le tout d'un filet d'huile et de jus de citron. Ajoutez les câpres, quelques pluches d'aneth, assaisonnez et parsemez le tout de sésame.

ATOUTS BIEN-ÊTRE

- **Acides gras oméga 3 :** le saumon cru contient des oméga 3 qui favorisent l'hydratation des muqueuses, aidant à réduire la sécheresse vaginale, et soutiennent le bien-être cardiovasculaire.
- **Vitamine E :** l'avocat contient de la vitamine E, un antioxydant puissant qui contribue à la protection des cellules et à l'hydratation de la peau et des muqueuses.
- **Protéines :** le saumon et le fromage frais contiennent des protéines aidant à maintenir la masse musculaire.
- **Magnésium :** le pain au levain contient plus de magnésium que le pain classique. Le magnésium participe à la détente musculaire et peut réduire les symptômes de fatigue et de stress.
- **Fibre :** le pain au levain, l'avocat et le concombre contiennent des fibres qui contribuent à la régulation du transit intestinal.

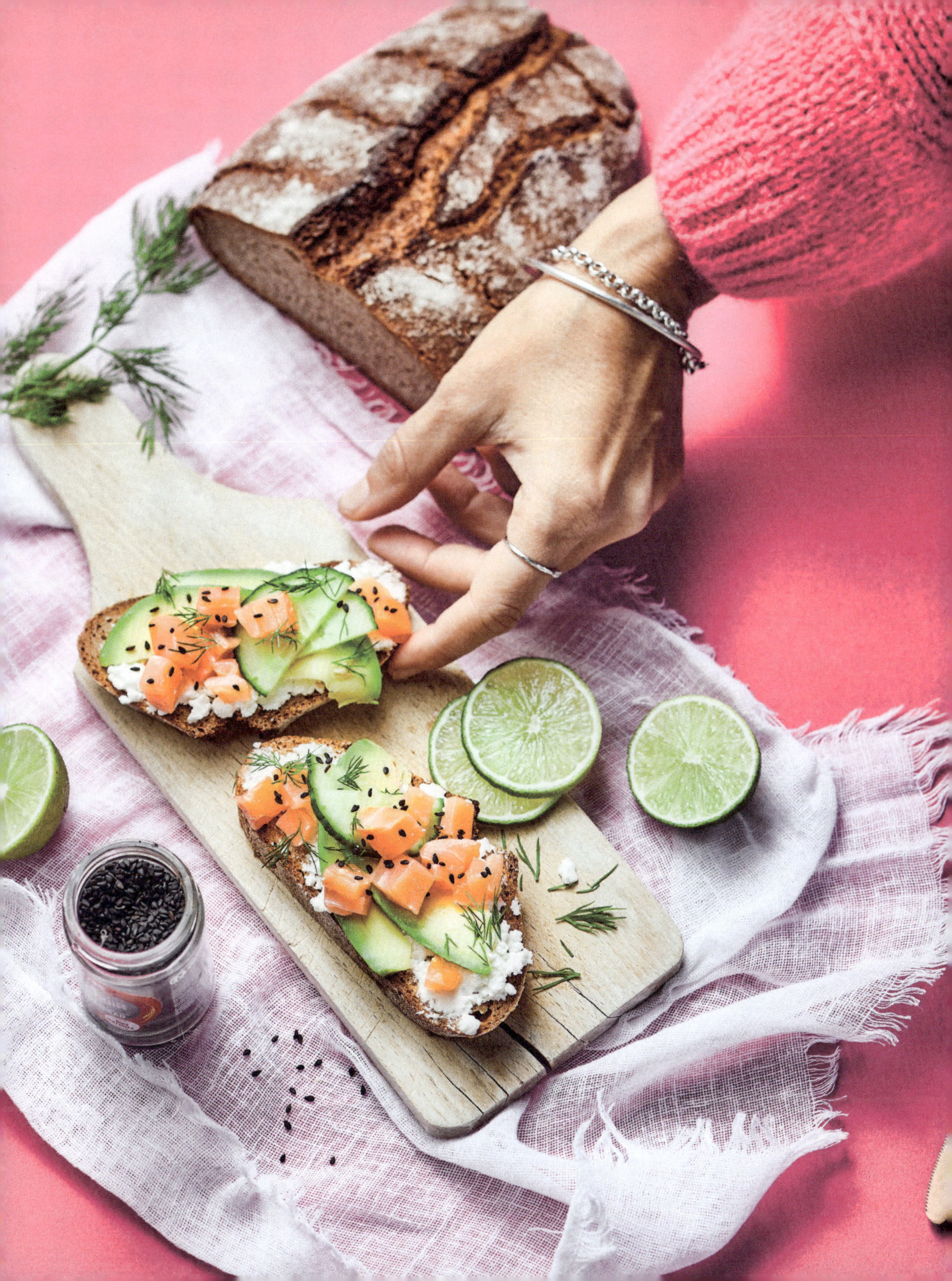

Tapenades *d'olives noires*

Pour 4 personnes
Préparation : 10 min

300 g d'olives de Kalamata
2 gousses d'ail
2 cuil. à soupe de câpres
3 filets d'anchois
4 cuil. à soupe d'huile d'olive
Persil, thym ou romarin frais
1 cuil. à soupe de jus de citron
1 cuil. à soupe de graines de lin (ou de sésame)
Poivre noir

RECETTE

Mettez les olives dénoyautées, les gousses d'ail pelées, les câpres et les filets d'anchois dans un mixeur. Mixez doucement pour les hacher grossièrement. Ajoutez l'huile progressivement, tout en mixant, jusqu'à obtenir une texture lisse mais légèrement granuleuse.

Incorporez les herbes ciselées et le jus de citron pour une touche de fraîcheur. Ajoutez également des graines de lin ou de sésame si vous le souhaitez et poivrez.

La tapenade est prête à être servie sur des toasts de pain au levain, des crackers, ou en accompagnement de légumes crus.

ATOUTS BIEN-ÊTRE

- **Acides gras mono-insaturés :** les olives de Kalamata et l'huile d'olive sont riches en acides gras mono-insaturés, qui aident à soutenir le bien-être cardiovasculaire. Ils aident également à maintenir l'hydratation des tissus, incluant la peau et les muqueuses, ce qui peut être bénéfique contre la sécheresse vaginale.
- **Acides gras oméga 3 :** les anchois apportent des oméga 3, connus pour leurs propriétés anti-inflammatoires et leur rôle dans la régulation hormonale.
- **Fibres et antioxydants :** les olives et les herbes fraîches sont riches en fibres et en antioxydants (comme la vitamine E), qui aident à combattre l'inflammation et le stress oxydatif, ce qui est bénéfique à la peau et aux muqueuses.
- **Phytoœstrogènes :** les graines de lin et de sésame sont riches en lignanes, qui peuvent aider à réguler le taux d'œstrogènes et à réduire certains symptômes de la ménopause.
- **Vitamine C :** le jus de citron apporte une touche de vitamine C, qui soutient le système immunitaire et améliore l'absorption du fer.

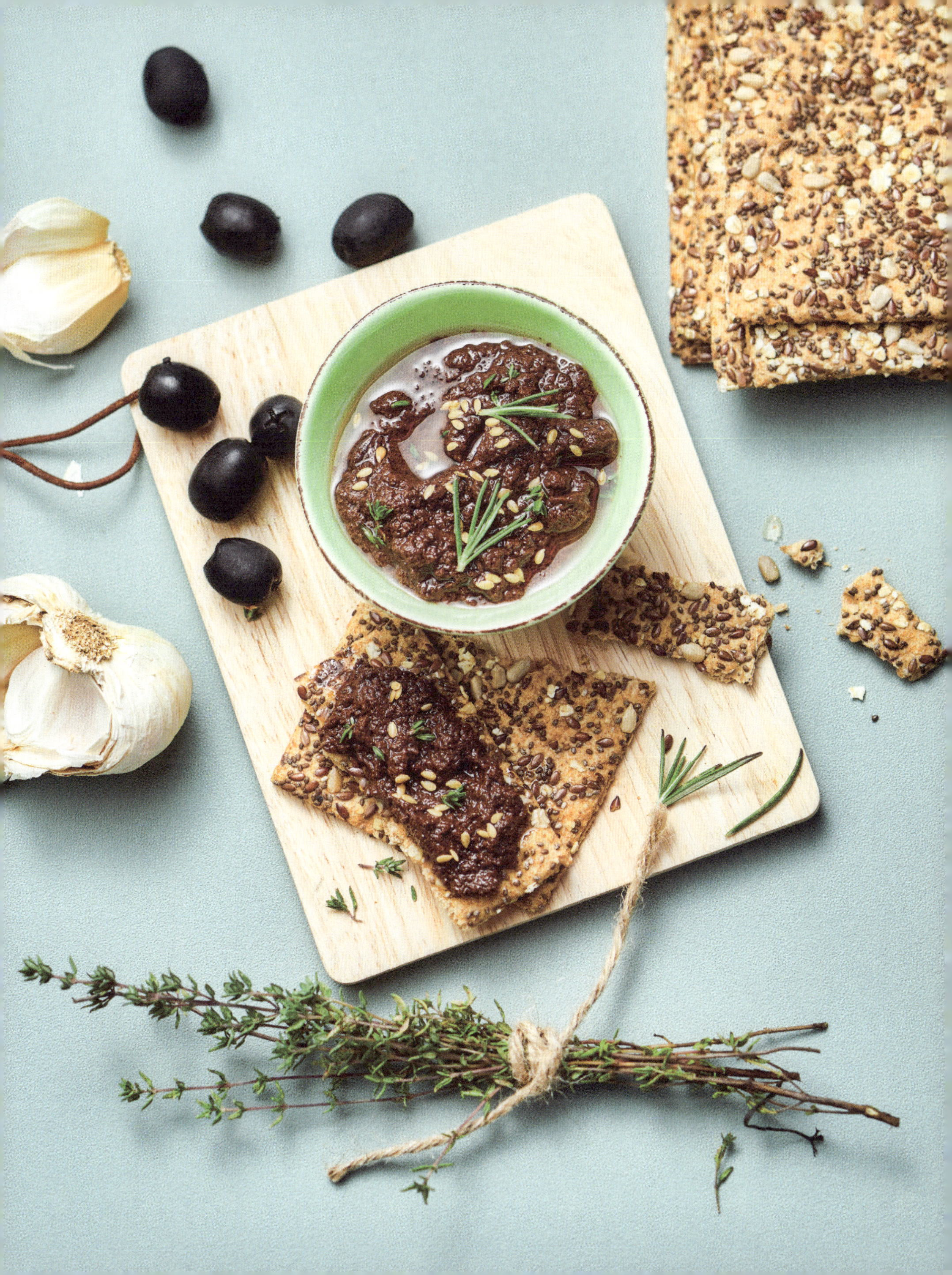

Rillettes *de maquereau*

Pour 4 personnes
Préparation : 10 min
Réfrigération : 30 min

2 boîtes de maquereaux entiers au naturel

150 g de fromage blanc (chèvre ou brebis)

1 échalote

1 cuil. à soupe de jus de citron

1 cuil. à soupe de câpres

Ciboulette fraîche

Poivre

RECETTE

Égouttez les maquereaux et émiettez-les grossièrement avec une fourchette. Ajoutez le fromage blanc et mélangez jusqu'à obtenir une consistance crémeuse.

Incorporez l'échalote pelée et ciselée, poivrez, ajoutez le jus de citron et les câpres, puis mélangez à nouveau. Couvrez et laissez reposer au réfrigérateur au moins 30 minutes pour permettre aux saveurs de se développer.

Garnissez les rillettes de ciboulette ciselée avant de les servir avec du pain complet au levain ou des crackers sans gluten pour un en-cas ou une entrée légère. Pour un plat, servez-les avec des légumes crus et cuits.

ATOUTS BIEN-ÊTRE

- **Protéines et oméga 3 :** les maquereaux sont une excellente source de protéines de haute qualité et d'oméga 3, qui aident à maintenir la santé des os et des articulations et favorisent une lubrification naturelle.
- **Calcium et vitamine D :** le fromage blanc est riche en calcium et en vitamine D, essentiels à la santé osseuse et à la régulation hormonale. Ces nutriments aident à combattre la perte osseuse.
- **Minéraux :** l'échalote apporte des minéraux comme le potassium et le manganèse, qui sont importants pour le maintien de l'équilibre hydrique et pour le soutien métabolique général.
- **Antioxydants :** le jus de citron fournit de la vitamine C, un antioxydant puissant qui aide à protéger les cellules des dommages oxydatifs et à soutenir le système immunitaire.

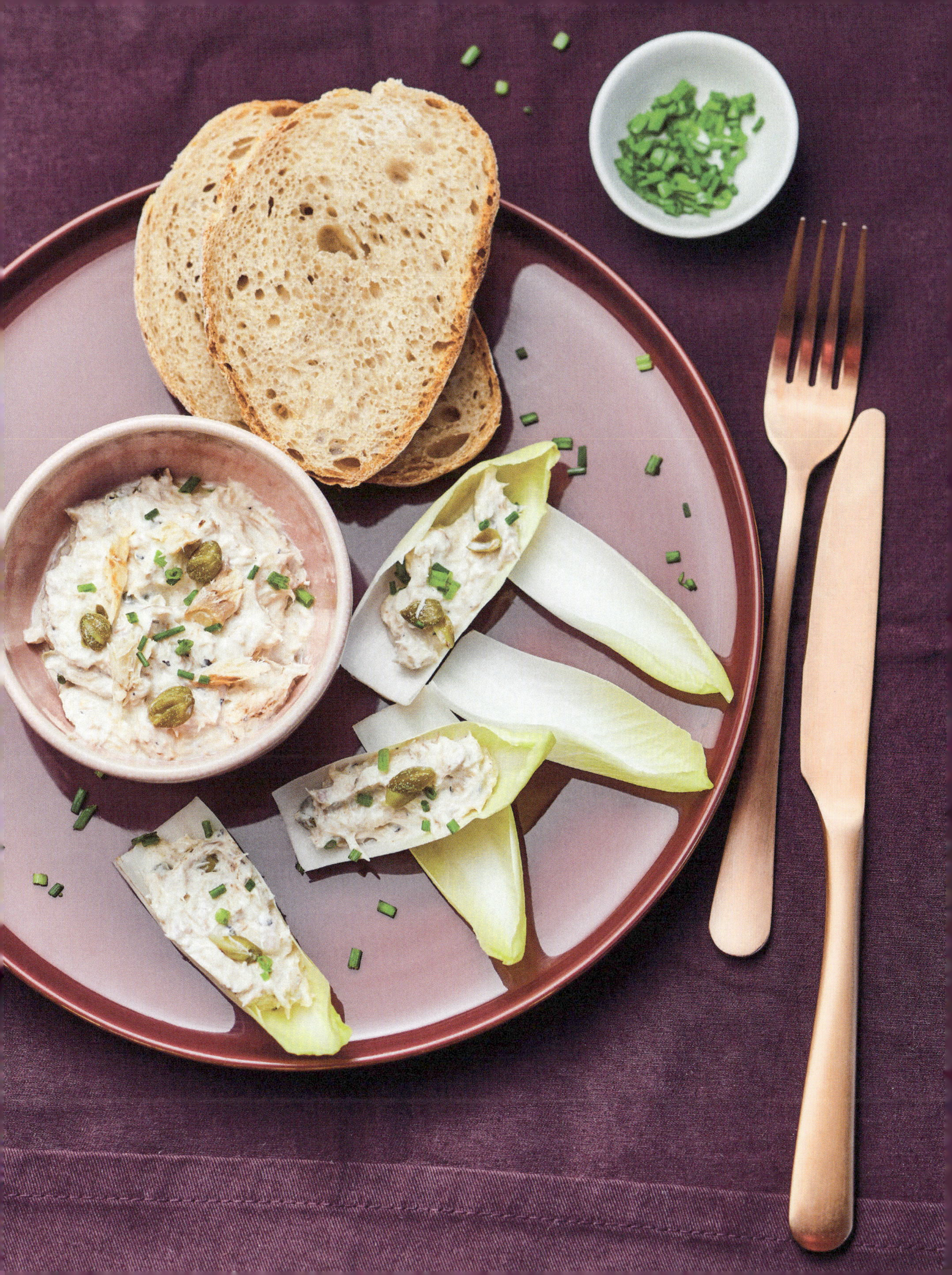

Quiche *thon-épinards*

Pour 4 personnes
Préparation : 20 min
Repos : 10 min
Cuisson : 35 à 40 min

200 g d'épinards frais ou surgelés (décongelés)

3 œufs

200 ml de lait de riz

1 cuil. à café de thym séché

1 cuil. à café d'origan séché

1 cuil. à soupe de graines de lin moulues

150 g de thon au naturel

1 cuil. à soupe de graines de courge

Poivre noir

Pour la pâte :

200 g de farine de petit épeautre

1 pincée de sel

4 cuil. à soupe d'huile d'olive

RECETTE

Mélangez la farine de petit épeautre avec le sel. Ajoutez l'huile et mélangez du bout des doigts jusqu'à obtenir une texture sableuse. Incorporez progressivement 50 à 70 ml d'eau tiède jusqu'à former une boule. Pétrissez légèrement, puis recouvrez-la d'un torchon et laissez-la reposer 10 minutes au réfrigérateur.

Préchauffez le four à 180 °C (th. 6).

Abaissez la pâte entre 2 feuilles de papier sulfurisé et placez-la dans un moule à tarte. Piquez le fond avec une fourchette et enfournez la pâte 5 minutes pour la faire précuire.

Faites revenir les épinards dans une poêle avec un peu d'huile d'olive jusqu'à ce qu'ils soient tendres. Égouttez-les bien.

Battez les œufs avec le lait. Ajoutez les herbes, les graines de lin moulues, et poivrez. Incorporez le thon égoutté et émietté ainsi que les épinards.

Versez la garniture sur le fond de tarte précuit. Saupoudrez de graines de courge pour ajouter du croquant et une dose supplémentaire de nutriments, puis enfournez pour 30 à 35 minutes, jusqu'à ce que la quiche soit dorée et bien ferme. Servez avec de la salade verte.

ATOUTS BIEN-ÊTRE

- **Protéines :** le thon est une excellente source de protéines et d'oméga 3, qui aident à réduire l'inflammation et à soutenir le bien-être cardiovasculaire. Les œufs apportent également des protéines.
- **Fibres et antioxydants :** les épinards sont riches en fibres, en antioxydants et en vitamine K, qui favorise le bien-être osseux. Leur teneur en magnésium aide à réduire les symptômes de stress et d'anxiété.
- **Graisses saines :** l'huile d'olive et les graines de lin sont riches en oméga 3, essentiels pour hydrater les muqueuses, y compris vaginales, et soutenir l'équilibre hormonal pendant la ménopause.
- **Magnésium et zinc :** les graines de courge sont riches en magnésium, qui soutiennent le système nerveux et aident à gérer les symptômes liés au stress. Elles contiennent également du zinc, important pour la régulation hormonale.
- **Vitamine E :** la vitamine E présente dans l'huile d'olive est un puissant antioxydant qui protège les cellules et maintient l'élasticité des muqueuses, utile contre la sécheresse vaginale.

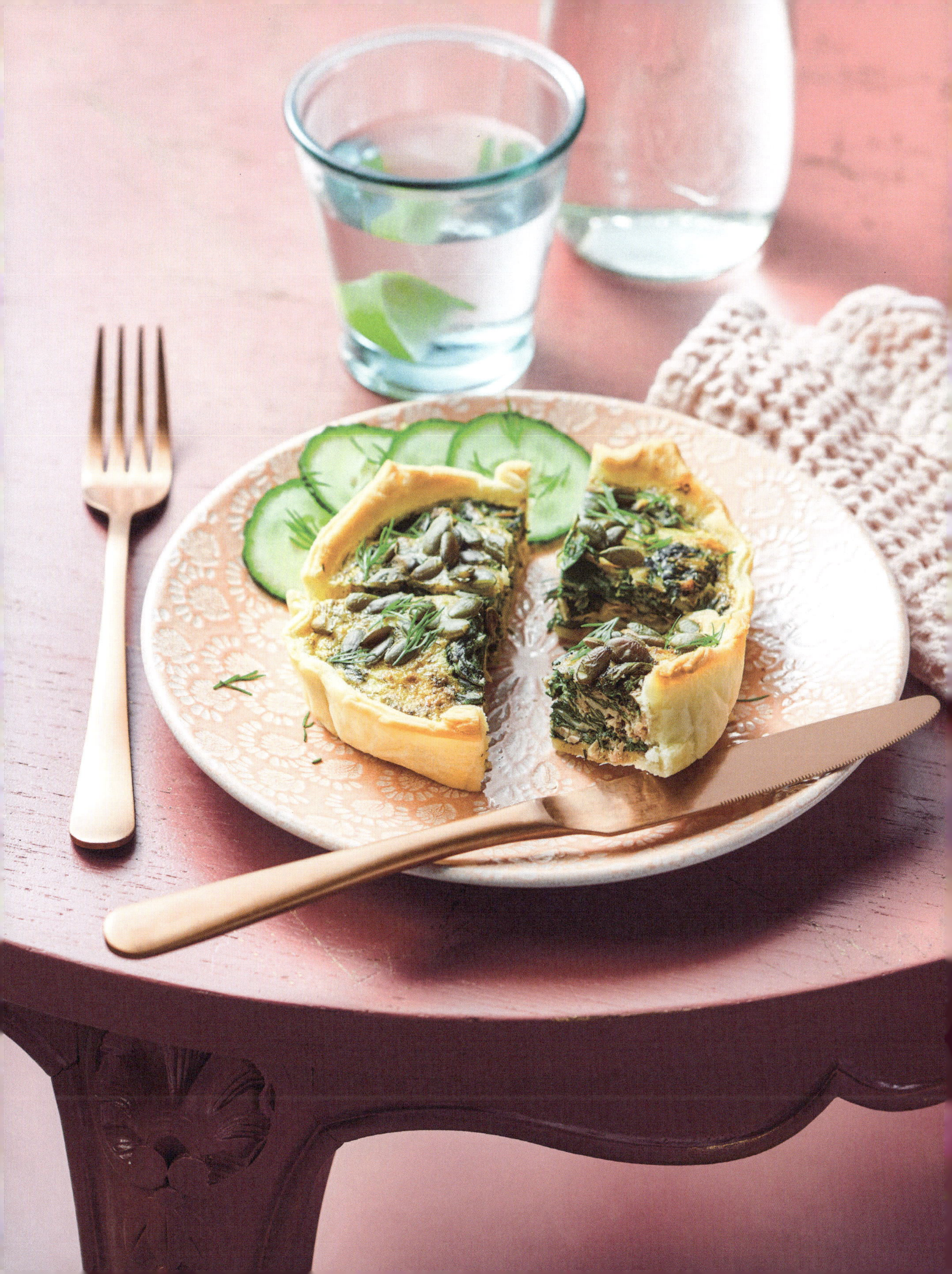

Bol *à la daurade*

Pour 4 personnes
Préparation : 20 min
Marinade : 10 min
Cuisson : 15 min

200 g de riz basmati semi-complet

1 mangue

1 avocat

200 g de daurade crue

1 grenade

1 poignée de coriandre fraîche

2 cuil. à soupe de tamari (ou de sauce soja sans gluten)

Le jus de 1 citron vert

2 cuil. à soupe de graines de courge

1 cuil. à soupe de graines de sésame

1 cuil. à soupe d'huile de sésame

1 petit piment rouge (optionnel)

RECETTE

Rincez le riz sous l'eau froide et faites-le cuire dans une casserole en suivant les instructions du paquet. Égouttez-le et laissez-le refroidir.

Ôtez la peau de la mangue et de l'avocat. Coupez la mangue, l'avocat et la daurade en dés. Égrainez la grenade. Ciselez la coriandre.

Assaisonnez les dés de daurade avec le tamari et le jus de citron. Laissez mariner 10 minutes au minimum.

Répartissez le riz dans 4 bols. Ajoutez la daurade, la mangue, l'avocat et la grenade. Saupoudrez de graines de courge et de sésame. Arrosez d'huile de sésame. Si vous le souhaitez, ajoutez quelques tranches de piment émincé. Garnissez de coriandre ciselée et servez immédiatement.

ATOUTS BIEN-ÊTRE

Protéines et oméga 3 : la daurade est une excellente source de protéines maigres et d'oméga 3, essentiels à la santé des os et à la régulation hormonale. Les oméga 3 aident à réduire l'inflammation et peuvent atténuer la sécheresse vaginale.

Fibres et vitamines : la mangue et l'avocat fournissent des fibres et des vitamines essentielles, telles que la vitamine A et la vitamine E. La grenade est riche en antioxydants et en vitamine C, ce qui aide à combattre le stress oxydatif et à garder une peau en bonne santé.

Minéraux et graisses saines : les graines de courge sont riches en zinc, un minéral important pour la santé hormonale. L'huile de sésame fournit des graisses saines et des lignanes, qui peuvent aider à équilibrer les taux d'hormones.

Régulation du transit intestinal : le riz basmati semi-complet fournit des fibres, soutenant un transit intestinal régulier et contribuant à une digestion saine.

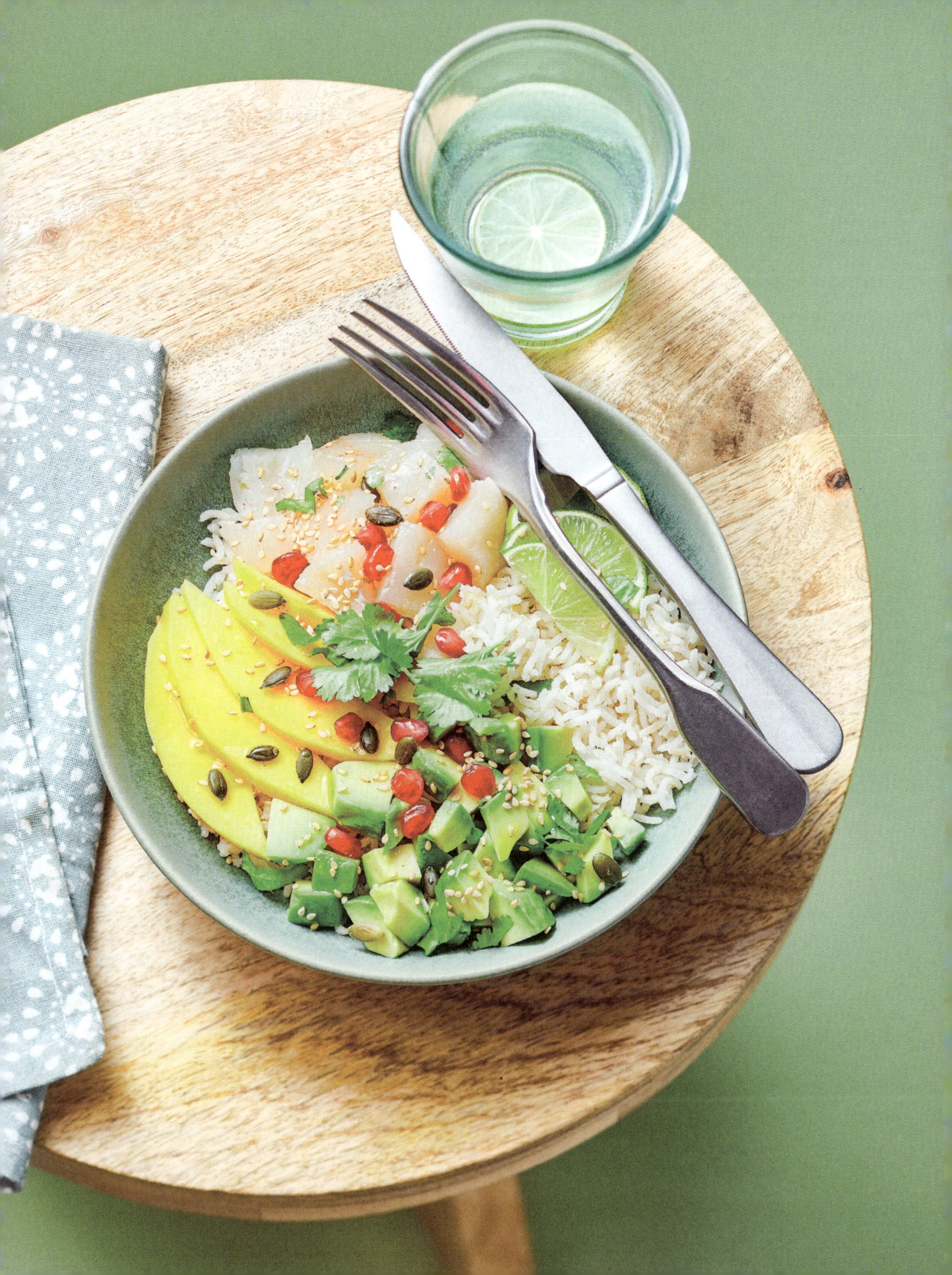

Recettes *pour le bien-être cardiovasculaire*

Le déclin des hormones pendant la ménopause peut augmenter les risques cardiaques. Une alimentation privilégiant les acides gras de qualité, avec un bon équilibre entre oméga 3 et oméga 6, favorise le bien-être cardiovasculaire.

Graisses saturées et insaturées

Les graisses saturées

Les graisses saturées sont principalement d'origine animale. On les trouve dans des produits comme la viande rouge, la charcuterie, le beurre, le fromage, la crème, mais aussi dans certaines huiles végétales comme l'huile de coco et l'huile de palme. La particularité chimique des graisses saturées est qu'il n'y a pas de doubles liaisons entre leurs atomes de carbone, ce qui les rend solides à température ambiante.
Une consommation excessive de graisses saturées est associée à une augmentation du taux de cholestérol LDL, susceptible de se déposer sur les parois des artères en créant des plaques d'athérome, un facteur de risque majeur pour les maladies cardiovasculaires. Gardez néanmoins en tête que c'est l'excès de ces graisses saturées qui est mauvais. On trouve dans les viandes, les produits laitiers au lait cru et les huiles végétales d'autres composants bénéfiques.

Les graisses insaturées

Les graisses insaturées sont essentiellement d'origine végétale et se présentent sous forme liquide à température ambiante. D'un point de vue chimique, il y a une ou plusieurs doubles liaisons entre leurs atomes de carbone, ce qui influence leur forme et leur comportement dans l'organisme.

Le ratio d'équilibre entre oméga 3 et oméga 6

Il est essentiel de maintenir un rapport équilibré entre la consommation d'oméga 3 et d'oméga 6. Cet équilibre joue un rôle crucial dans la santé de l'organisme, car il influence directement la capacité du corps à réguler les processus inflammatoires.
Les recommandations officielles suggèrent un ratio idéal de 1 oméga 3 pour 5 oméga 6, soit un rapport de 5/1. Cependant, avec l'augmentation de la consommation d'aliments transformés contenant de l'huile de tournesol et les pratiques d'élevage intensif où les animaux sont majoritairement nourris avec des aliments riches en oméga 6 (comme le soja et le maïs), ce ratio a considérablement dérivé. En France, il serait désormais de 18/1. Un apport excessif en oméga 6, déséquilibrant le rapport naturel entre ces acides gras, est à l'origine de nombreuses problématiques inflammatoires, exacerbant divers troubles de santé.

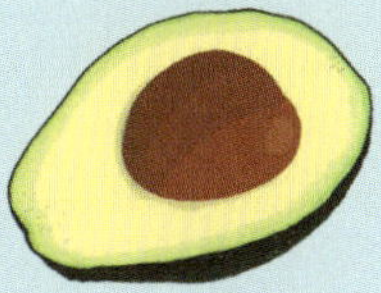

Les AGMI : graisses mono-insaturées (oméga 9)

Les acides gras mono-insaturés sont réputés pour leur capacité à réduire le taux de cholestérol LDL tout en augmentant le taux de cholestérol HDL. Le HDL agit comme un transporteur de cholestérol, éliminant l'excès de LDL des artères et le transportant vers le foie, où il est décomposé et éliminé.

Sources alimentaires : oléagineux, huile d'olive, avocat (et son huile), huile de colza…

Les AGPI : graisses polyinsaturées (oméga 3 et oméga 6)

Les oméga 3 et les oméga 6 sont des acides gras essentiels : le corps ne peut pas les produire lui-même, c'est l'alimentation qui les lui fournit.

• **Les oméga 3** (présents dans les poissons gras comme le saumon, la sardine, le maquereau, ainsi que dans les graines de lin, de chia et les noix) sont connus pour leurs propriétés anti-inflammatoires. Ils aident à réduire les triglycérides sanguins, à améliorer la fonction endothéliale (c'est-à-dire la capacité des vaisseaux sanguins à se dilater et à se contracter de manière adéquate) et à diminuer le risque de formation de caillots sanguins. De nombreuses études indiquent également que les oméga 3 peuvent diminuer le risque de décès par maladie cardiaque.

• **Les oméga 6** (présents dans les huiles végétales comme l'huile de tournesol, de maïs et de soja) jouent également un rôle important dans la régulation des fonctions cardiovasculaires et immunitaires. Toutefois, un excès d'oméga 6 par rapport aux oméga 3 peut favoriser l'inflammation. Il est donc crucial de maintenir un bon équilibre entre ces deux types de graisses polyinsaturées, en privilégiant une alimentation riche en oméga 3.

5 idées de sauce

Sauce au tahini et au yaourt

2 cuil. à soupe de tahini • 3 cuil. à soupe de yaourt au lait de chèvre ou de brebis
1 cuil. à soupe de jus de citron • 1 cuil. à soupe d'huile d'olive • 1 gousse d'ail écrasée • Sel, poivre

Versez les ingrédients dans un bol et fouettez pour bien mélanger.

Vinaigrette à l'avocat et au vinaigre de cidre

½ avocat mixé ou écrasé • 2 cuil. à soupe de vinaigre de cidre non pasteurisé
3 cuil. à soupe d'huile de noix ou d'olive
1 cuil. à café de moutarde • Sel, poivre

Versez les ingrédients dans un bol et fouettez pour bien mélanger.

Vinaigrette à l'huile de lin et au citron

3 cuil. à soupe d'huile de lin • Le jus de ½ citron
1 cuil. à soupe de vinaigre de cidre non pasteurisé
1 cuil. à café de moutarde • Sel, poivre

Versez les ingrédients dans un bol et fouettez pour bien mélanger.

Sauce crémeuse à l'huile de sésame et au gingembre

2 cuil. à soupe d'huile de sésame • 3 cuil. à soupe de yaourt nature de chèvre ou de brebis
1 cuil. à soupe de vinaigre de riz • 1 cuil. à soupe de sauce tamari • 1 cuil. à soupe de gingembre frais râpé • 1 cuil. à café de miel • Sel, poivre

Versez les ingrédients dans un bol et fouettez pour bien mélanger.

Sauce à l'huile de chanvre et à la coriandre

½ bouquet de coriandre fraîche ciselée
3 cuil. à soupe d'huile de chanvre • Le jus de ½ citron
1 cuil. à soupe de vinaigre balsamique
1 gousse d'ail écrasée • Sel, poivre

Dans un mortier idéalement, écrasez la coriandre avec l'huile. Ajoutez le reste des ingrédients et fouettez pour bien mélanger.

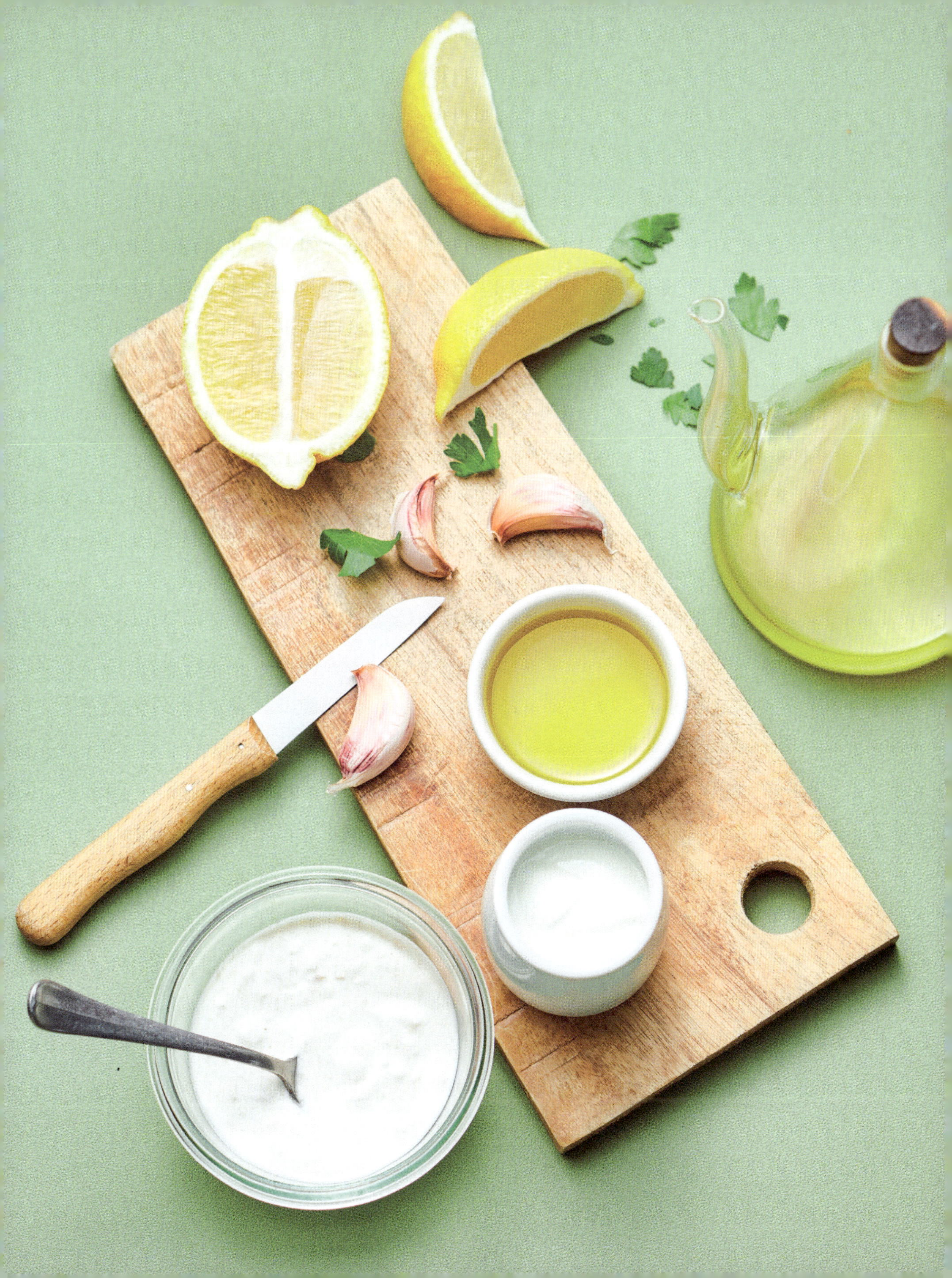

Salade de légumes colorés, *lentilles et avocat*

Pour 4 personnes
Préparation : 20 min

2 carottes
1 poivron rouge
1 poivron jaune
1 avocat
1 concombre
1 oignon rouge
1 bouquet de coriandre ou de persil frais
400 g de lentilles cuites (ou en conserve)
Roquette ou mâche
3 cuil. à soupe d'huile d'olive
Le jus de 1 citron
1 cuil. à soupe de vinaigre de cidre
1 cuil. à soupe de graines de lin ou de chia
Feta émiettée
Sel, poivre

RECETTE

Épluchez les carottes et coupez-les en fines rondelles ou en julienne. Coupez les poivrons, l'avocat et le concombre en dés. Épluchez et émincez l'oignon. Ciselez les herbes. Égouttez et rincez les lentilles (idéalement, faites-les cuire vous-même).

Mélangez les lentilles avec les légumes, les herbes et la roquette.

Mélangez l'huile, le jus de citron, le vinaigre et les graines de lin ou de chia. Assaisonnez et versez la vinaigrette sur la salade. Mélangez délicatement. Ajoutez les morceaux d'avocat juste avant de servir pour éviter qu'ils noircissent. Parsemez de feta émiettée pour une touche salée supplémentaire.

ATOUTS BIEN-ÊTRE

Fibres : les lentilles et les légumes crus sont riches en fibres. Ils aident à réguler le transit intestinal et à maintenir un bon équilibre de la glycémie, ce qui est essentiel pendant la ménopause pour stabiliser les hormones et l'énergie.

Acides gras oméga 3 : les acides gras essentiels contenus dans l'avocat et les graines de lin ou de chia aident à soutenir la santé hormonale et l'hydratation des muqueuses.

Antioxydants : les poivrons et les carottes sont riches en vitamines A et C, qui protègent les cellules contre les radicaux libres et soutiennent la santé de la peau et des muqueuses.

Protéines végétales : les lentilles fournissent des protéines de qualité, contribuant à maintenir la masse musculaire.

Magnésium : ce minéral que l'on trouve dans les légumes verts et les lentilles est essentiel à la gestion du stress et à l'équilibre hormonal. Il aide également à lutter contre les crampes et les troubles du sommeil souvent associés à la ménopause.

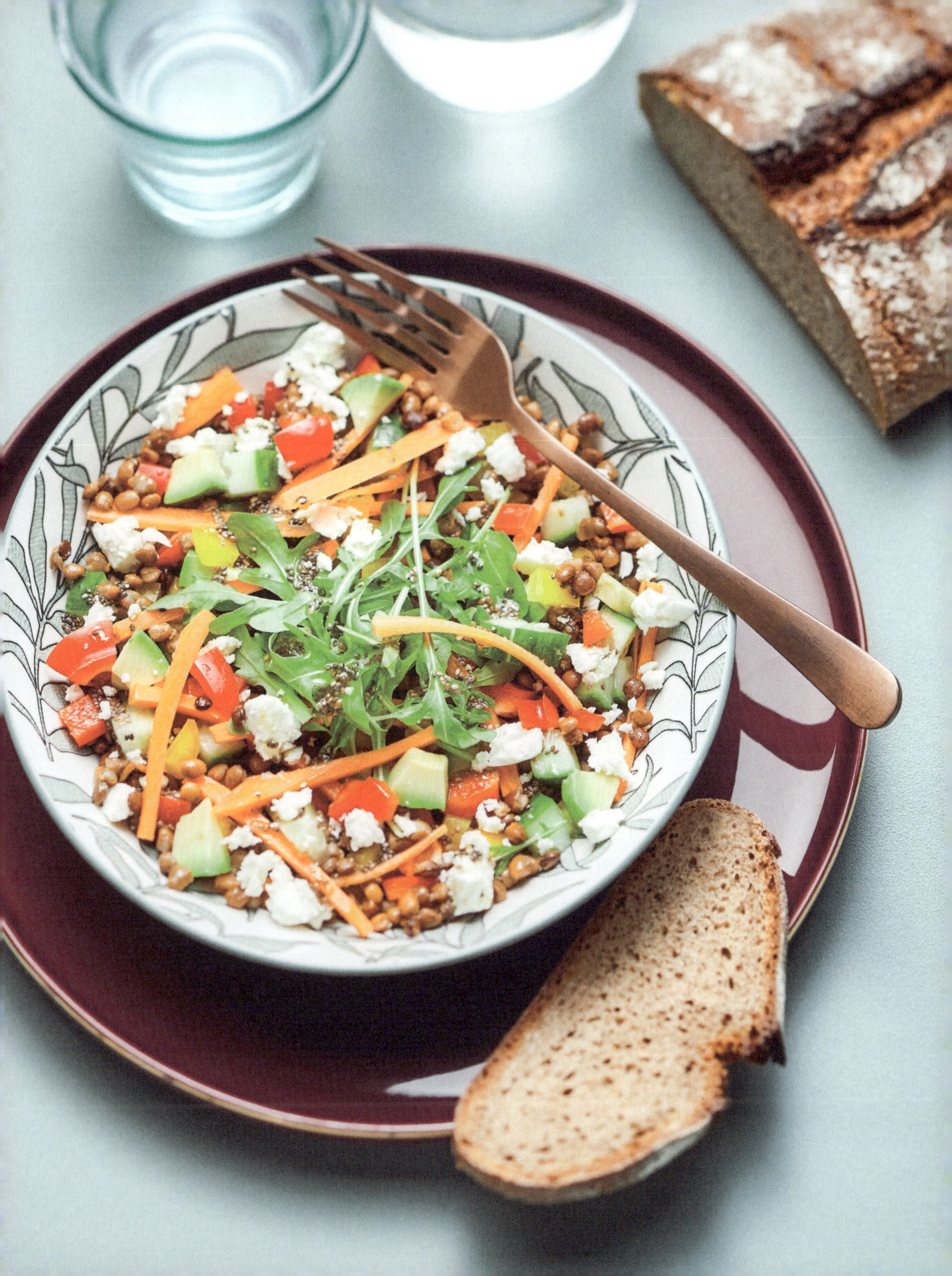

Tartare *d'algues*

Pour 4 personnes
Trempage : 15 min
Préparation : 15 min
Repos : 30 min

50 g de mélange d'algues déshydratées (dulse, nori, wakamé par exemple)

1 échalote

1 gousse d'ail

2 cuil. à soupe de câpres

1 cuil. à soupe de jus de citron

1 cuil. à soupe de vinaigre de cidre

3 cuil. à soupe d'huile d'olive

1 cuil. à soupe de tamari

1 cuil. à soupe de graines de sésame

Persil frais

Poivre

RECETTE

Faites tremper les algues dans de l'eau froide pendant 10 à 15 minutes, égouttez-les bien et pressez-les. Épluchez et émincez l'échalote et l'ail.

Mélangez les algues, les câpres, l'échalote, l'ail, le jus de citron, le vinaigre, l'huile, le tamari et le sésame. Poivrez et ajoutez le persil ciselé avant de mélanger de nouveau.

Laissez reposer au moins 30 minutes au frais pour que les saveurs se développent. Dégustez le tartare sur des crackers, du pain au levain ou en accompagnement d'une salade.

ATOUTS BIEN-ÊTRE

- **Iode :** les algues contiennent de l'iode, essentiel au bon fonctionnement de la thyroïde, souvent affectée pendant la ménopause, et il aide ainsi à réguler le métabolisme.
- **Acides gras oméga 3 :** les algues et l'huile d'olive contiennent des oméga 3, utiles pour aider à hydrater les muqueuses, réduire la sécheresse vaginale et soutenir la santé cardiovasculaire.
- **Antioxydants :** l'ail, l'échalote et le persil contiennent des antioxydants qui protègent les cellules des dommages oxydatifs, aidant à lutter contre le vieillissement prématuré.
- **Vitamine C :** le jus de citron et le persil contiennent de la vitamine C qui contribue à la production de collagène pour maintenir l'élasticité de la peau et la santé des muqueuses.
- **Minéraux essentiels :** les algues, le tamari et les graines de sésame contiennent du calcium ; le magnésium et le potassium présents dans les algues et le sésame sont essentiels à la santé osseuse, particulièrement importante pendant la ménopause.

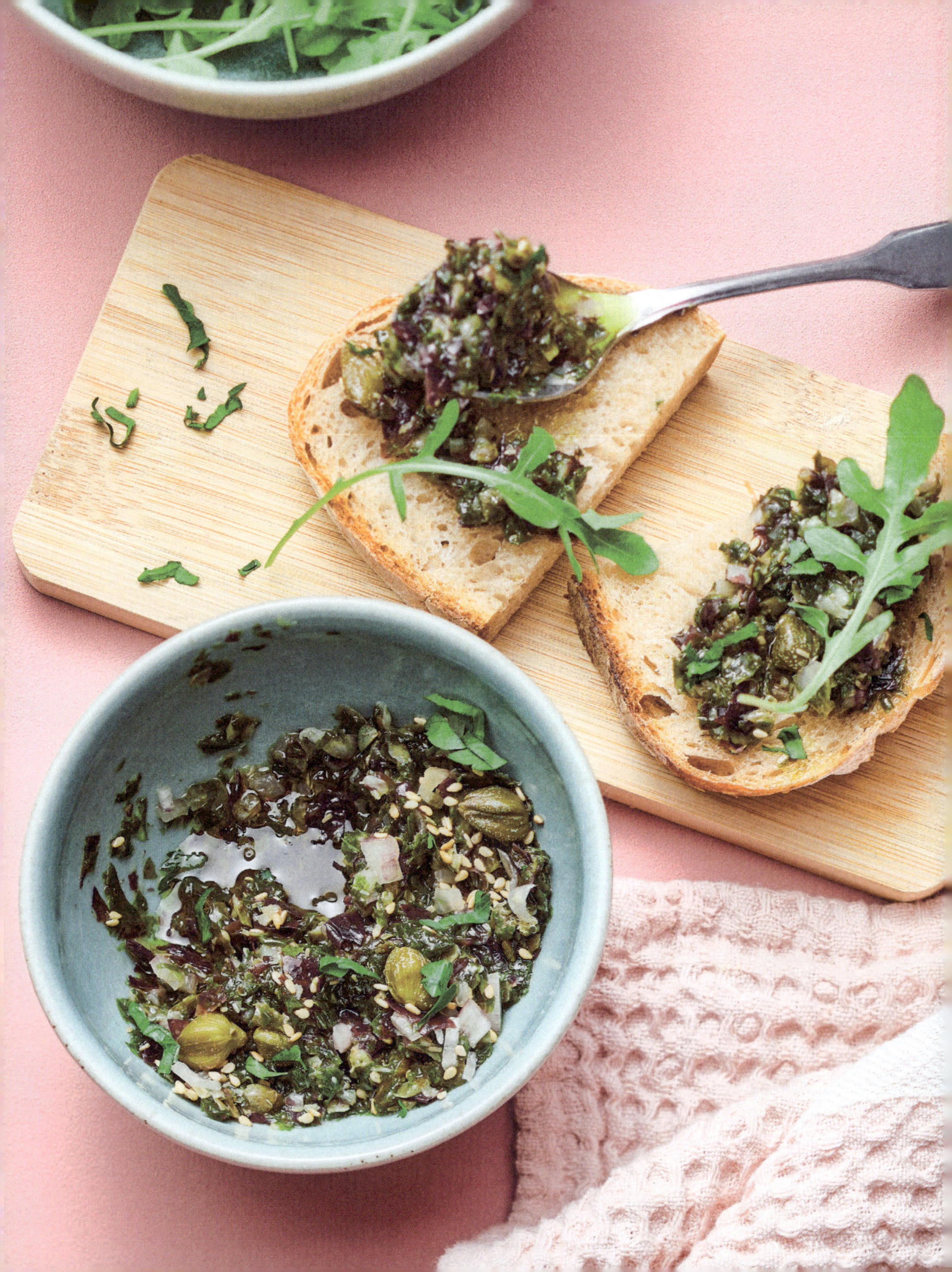

Tartinade *d'aubergines*

Pour 4 personnes
Préparation : 10 min
Cuisson : 40 min

2 aubergines moyennes
2 gousses d'ail
Le jus de 1 citron
3 cuil. à soupe d'huile d'olive
1 cuil. à soupe de tahini
Persil ou coriandre frais
1 pincée de cumin en poudre
Sel et poivre

RECETTE

Préchauffez le four à 200 °C (th. 6-7).

Coupez les aubergines en deux dans le sens de la longueur et incisez la chair. Arrosez-les d'un filet d'huile d'olive et enfournez-les sur une plaque chemisée de papier sulfurisé, face coupée vers le haut, pour 30 à 40 minutes, jusqu'à ce que la chair soit tendre.

Une fois les aubergines cuites, récupérez la chair à l'aide d'une cuillère et écrasez-la avec l'ail pelé et haché, le jus de citron, l'huile et le tahini. Ajoutez les herbes ciselées et le cumin, assaisonnez et mélangez bien. Dégustez cette tartinade sur du pain au levain ou bien avec des crackers ou des bâtonnets de légumes.

ATOUTS BIEN-ÊTRE

- **Fibres :** riches en fibres, les aubergines contribuent à la régulation du transit intestinal et aident à maintenir une glycémie stable.
- **Antioxydants :** les polyphénols contenus dans la peau de l'aubergine et la vitamine C du citron contribuent à la lutte contre les radicaux libres, aidant à prévenir le vieillissement cellulaire.
- **Graisses saines :** l'huile d'olive et le tahini apportent des oméga 9 et des acides gras, favorisant l'hydratation des muqueuses, ce qui peut réduire la sécheresse vaginale souvent associée à la ménopause.
- **Vitamine E :** l'huile d'olive contient de la vitamine E antioxydante qui aide à protéger les cellules et favorise la régénération cutanée, soutenant également la santé des muqueuses.
- **Minéraux :** le tahini est riche en calcium, essentiel à la santé osseuse, tandis que les herbes fraîches apportent du magnésium et du potassium, tous deux importants pour soutenir l'équilibre hormonal.

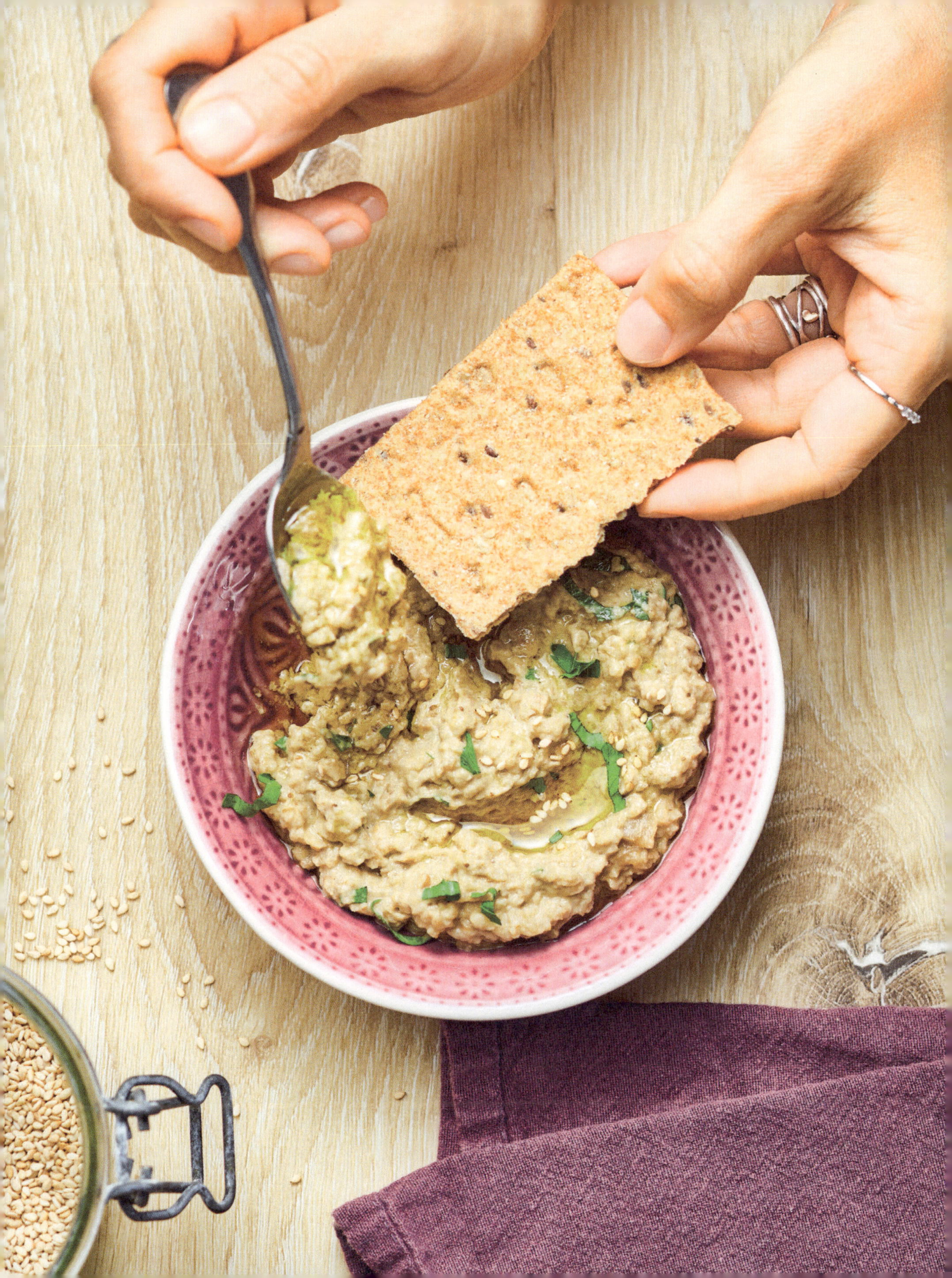

Galettes *de légumes*

Pour 4 personnes
Préparation : 15 min
Cuisson : 10 min

2 carottes
2 courgettes
1 oignon
1 gousse d'ail
1 poignée d'herbes fraîches (persil, coriandre ou ciboulette)
2 œufs
3 cuil. à soupe de farine de pois chiches
1 cuil. à soupe de graines de lin moulues
1 cuil. à soupe de graines de chia
1 pincée de curcuma
1 cuil. à soupe d'huile d'olive
Sel et poivre

RECETTE

Épluchez les carottes, puis râpez-les, ainsi que les courgettes. Épluchez l'oignon et l'ail, puis émincez l'oignon et pressez l'ail.

Mélangez le tout avec les herbes ciselées. Incorporez les œufs battus, la farine, les graines de lin (hydratées dans un peu d'eau) et les graines de chia. Mélangez bien jusqu'à obtenir une pâte homogène. Assaisonnez et ajoutez le curcuma.

Formez des petites galettes à la main ou à l'aide d'une cuillère, puis faites chauffer l'huile dans une poêle à feu moyen. Faites cuire les galettes environ 5 minutes de chaque côté, jusqu'à ce qu'elles soient bien dorées et croustillantes. Servez-les chaudes, accompagnées de salade verte ou d'un yaourt de brebis assaisonné pour une touche de fraîcheur.

ATOUTS BIEN-ÊTRE

Fibres : les carottes et les courgettes sont riches en fibres, elles aident à maintenir un bon transit intestinal et à réguler la glycémie.

Protéines : présentes dans les œufs, les graines de chia et la farine de pois chiches, les protéines sont essentielles à la réparation des tissus et à la prévention de la perte musculaire.

Acides gras oméga 3 : les oméga 3 des graines de lin et de chia aident à l'équilibre hormonal et à la lubrification des muqueuses.

Antioxydants : les carottes sont riches en bêta-carotène, qui se transforme en vitamine A, utile pour maintenir l'hydratation de la peau et des muqueuses.

Vitamines B : les pois chiches et les œufs contiennent des vitamines B essentielles à la production d'énergie et au soutien du système nerveux : elles contribuent à réduire la fatigue.

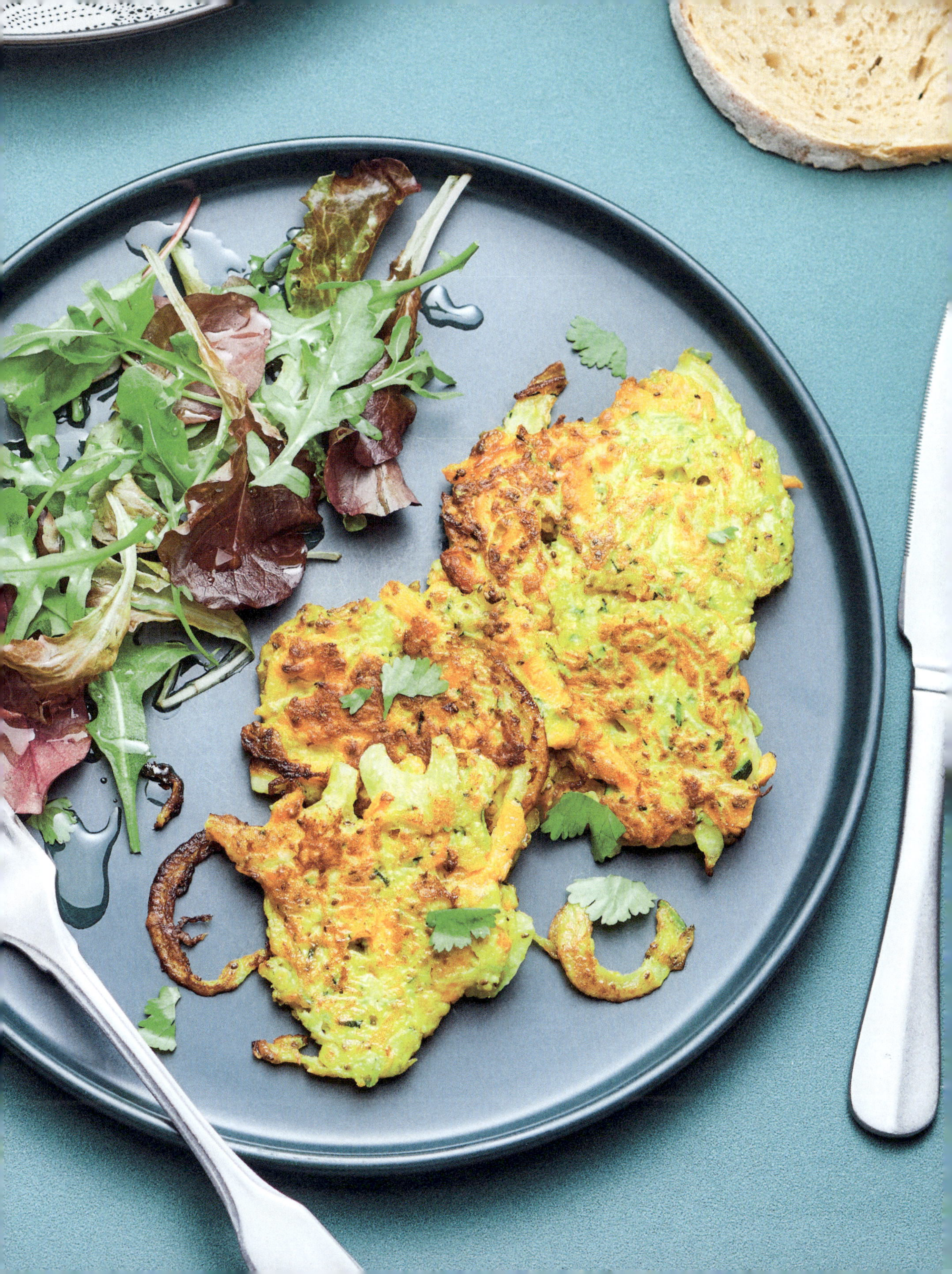

Poulet rôti *et patates douces*

Pour 4 personnes
Préparation : 15 min
Cuisson : 1 h 15
Repos : 10 min

1 poulet entier (environ 1,2 kg) label Bleu-Blanc-Cœur

2 cuil. à soupe d'huile d'olive

2 gousses d'ail

1 cuil. à soupe de thym frais

1 cuil. à soupe de romarin frais

1 citron bio

1 oignon rouge

4 patates douces moyennes

1 cuil. à soupe de graines de courge

1 cuil. à soupe d'huile de lin

1 poignée d'épinards frais

Sel et poivre

RECETTE

Préchauffez le four à 200 °C (th. 6-7).

Frottez le poulet avec l'huile d'olive, du sel, du poivre, l'ail pelé et écrasé, le thym et le romarin. Placez les deux moitiés du citron à l'intérieur. Disposez le poulet dans un plat allant au four, ajoutez l'oignon épluché et coupé en quatre autour.

Épluchez et coupez les patates douces en morceaux. Huilez-les, assaisonnez-les, puis disposez-les autour du poulet.

Enfournez pour 1 h 15 environ, en arrosant le poulet de son jus toutes les 20 minutes. Vérifiez la cuisson en piquant la cuisse : le jus doit être clair. Si besoin, prolongez la cuisson de 10 minutes. Une fois le poulet cuit, laissez-le reposer 10 minutes avant de le découper.

Servez le poulet et les patates douces rôties avec les graines de courge et un filet d'huile de lin sur les patates douces pour apporter une touche croquante. Ajoutez les épinards avant de servir.

ATOUTS BIEN-ÊTRE

- **Protéines :** le poulet contient des protéines essentielles pour maintenir la masse musculaire ; il aide aussi à la régénération cellulaire.
- **Bêta-carotène :** les patates douces contiennent du bêta-carotène qui se transforme en vitamine A, un puissant antioxydant qui favorise la santé de la peau et des muqueuses.
- **Zinc :** les graines de courge contiennent du zinc qui joue un rôle clé dans la santé hormonale et la réparation des tissus. Il est aussi essentiel à une bonne immunité.
- **Acides gras oméga 3 :** l'huile de lin contient des oméga 3 qui soutiennent la production d'hormones et aident à lutter contre l'inflammation, tout en favorisant la souplesse des muqueuses.
- **Fibres :** les patates douces et les épinards contiennent des fibres qui favorisent une digestion saine et un bon transit.

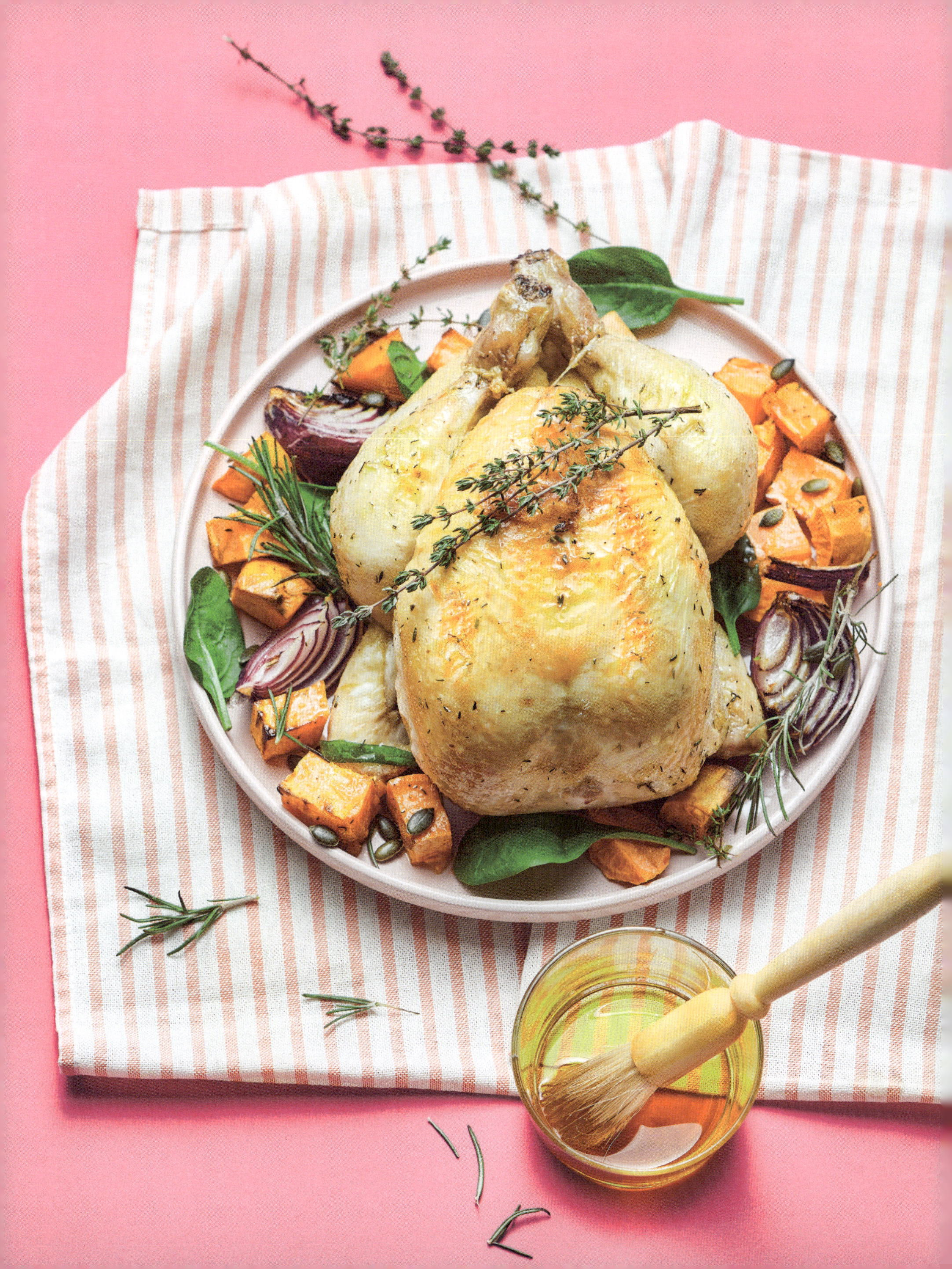

Recettes *pour bien dormir*

Les perturbations nocturnes sont fréquentes pendant la ménopause, souvent liées à des bouffées de chaleur ou à un stress augmenté. Les mets contenant du magnésium, du tryptophane et des glucides complexes favorisent la détente et la production de mélatonine pour un sommeil réparateur.

Le tryptophane

Le tryptophane

Le tryptophane est un acide aminé essentiel, ce qui signifie que notre corps ne peut pas le produire seul et qu'il doit donc l'obtenir à partir de l'alimentation. C'est un composant clé de la synthèse de plusieurs molécules vitales, notamment la sérotonine et la mélatonine, deux neurotransmetteurs essentiels pour la régulation de l'humeur, du sommeil et du bien-être général.

La sérotonine

Le tryptophane est converti dans le cerveau en 5-hydroxytryptophane (5-HTP), qui est ensuite transformé en sérotonine. La sérotonine est souvent appelée l'« hormone du bonheur » car elle joue un rôle crucial dans la gestion de l'humeur, de l'anxiété et du stress. Un taux de sérotonine adéquat favorise une sensation de calme et de relaxation, ce qui est essentiel pour mieux gérer les symptômes de la ménopause, tels que les sautes d'humeur et l'irritabilité.

La mélatonine

Une fois que la sérotonine est produite, elle est utilisée pour fabriquer la mélatonine, l'hormone qui régule notre cycle veille-sommeil. La mélatonine est sécrétée naturellement lorsque la lumière diminue, signalant au corps qu'il est temps de se reposer. Pendant la ménopause, les fluctuations hormonales, notamment la baisse d'œstrogènes, peuvent perturber la production de mélatonine, entraînant des troubles du sommeil. Le tryptophane joue donc un rôle crucial pour garantir un sommeil réparateur.

Tryptophane
→ 5-hydroxytryptophane
→ Sérotonine
→ Mélatonine

Les aliments riches en tryptophane

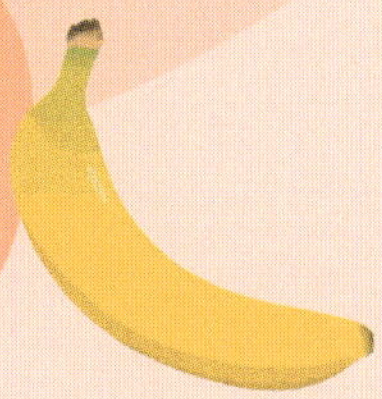

Céréales et légumineuses
Pois cassés, son d'avoine, haricots rouges, lentilles, blé complet, riz complet

Graines et oléagineux
Graines de sésame, noix, amandes, noix de cajou

Fruits
Ananas, avocats, bananes, figues, raisins secs, dattes, kiwis

Poissons et crustacés
Morue, langouste, thon

Fromages
Parmesan, gruyère, gouda

Viandes et œufs
Poulet rôti avec la peau, steak de bœuf, dinde, lapin

Autres
Cacao cru

Le magnésium

Le magnésium (voir aussi p. 30) est l'un des minéraux les plus importants pour la santé globale. Il est impliqué dans plus de 300 réactions enzymatiques, régulant de nombreuses fonctions, de la pression artérielle à la fonction nerveuse et musculaire.

Relaxation musculaire et nerveuse

Le magnésium agit comme un relaxant naturel, aidant à calmer le système nerveux et à détendre les muscles. Cela en fait un élément crucial pour combattre les troubles du sommeil qui surviennent souvent pendant la ménopause, lorsque les bouffées de chaleur, les sueurs nocturnes et le stress perturbent le sommeil. En facilitant la relaxation et en réduisant le stress, le magnésium peut aider à améliorer la qualité du sommeil.

Effet anti-inflammatoire et gestion du stress

Le magnésium est également un puissant anti-inflammatoire. Pendant la ménopause, de nombreuses femmes ressentent une inflammation accrue et des douleurs articulaires, dues en partie à la baisse du taux d'œstrogènes. Un apport adéquat en magnésium peut permettre de réduire ces inflammations et apaiser certains des inconforts physiques. De plus, il aide à moduler la réponse au stress en abaissant le cortisol (l'hormone du stress) et en stabilisant l'humeur.

Bénéfices hormonaux

La chute du taux d'œstrogènes peut entraîner divers symptômes comme la fatigue, la prise de poids et les sautes d'humeur. Le magnésium aide à rééquilibrer le système hormonal et contribue à la production d'énergie, ce qui peut aider à combattre la fatigue. Il est également utile pour la santé des os, en synergie avec le calcium et la vitamine D, à un moment où les femmes ménopausées sont plus à risque de développer de l'ostéoporose.

Les aliments riches en magnésium

Légumes verts
Brocolis, choux frisés, choux lisses, choux kale, épinards, blettes, salade verte, roquette, mâche

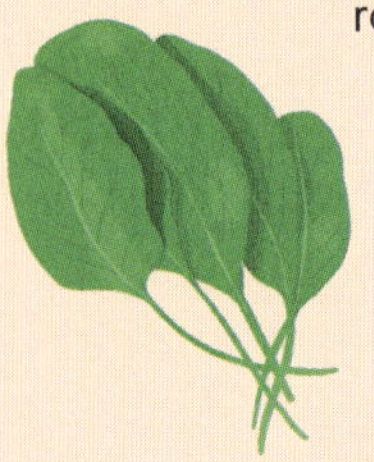

Poissons gras
Sardines, maquereaux, saumons sauvages, harengs, thons sauvages, anchois

Fruits
Avocats, bananes, figues, raisins secs, dattes, kiwis

Grains entiers
Quinoa, avoine, riz brun, sarrasin, orge, millet

Légumineuses
Haricots noirs, haricots blancs, lentilles, pois chiches, edamames

Noix et graines
Amandes, graines de courge, graines de sésame, noix de cajou, noix du Brésil, graines de lin, graines de chia, graines de tournesol

Autres
Chocolat noir, tofu, levure nutritionnelle, germe de blé

Soupe *de poisson*

Pour 4 personnes
Préparation : 20 min
Cuisson : 35 min

1 oignon
2 gousses d'ail
1 poivron rouge
1 fenouil
2 tomates
2 cuil. à soupe d'huile d'olive
1 cuil. à soupe de concentré de tomate
1 l de bouillon de légumes ou de poisson sans sel
1 pincée de safran
1 cuil. à café de curcuma
1 cuil. à café de paprika fumé
500 g de filets de poisson blanc (merlu, cabillaud ou lieu)
200 g de crevettes décortiquées
Le jus de 1 citron
Persil ou coriandre frais
Sel et poivre

RECETTE

Épluchez l'oignon et l'ail, puis émincez l'oignon, l'ail, le poivron épépiné et le fenouil. Coupez les tomates en dés.

Faites chauffer l'huile dans une grande casserole et faites-y revenir l'oignon, l'ail, le poivron et le fenouil environ 5 minutes, jusqu'à ce qu'ils soient tendres. Ajoutez les tomates et le concentré. Laissez mijoter 5 minutes supplémentaires. Incorporez le safran, le curcuma et le paprika. Mélangez bien. Versez le bouillon, portez à ébullition, puis baissez le feu et laissez mijoter environ 15 minutes.

Coupez les filets de poisson en morceaux et ajoutez-les dans la soupe avec les crevettes. Laissez cuire 10 minutes supplémentaires, jusqu'à ce que le poisson soit bien tendre. Ajoutez le jus de citron, assaisonnez.

Parsemez la soupe de persil ou de coriandre avant de la servir avec du pain complet grillé ou des croûtons à l'ail pour un repas équilibré.

ATOUTS BIEN-ÊTRE

- **Tryptophane et magnésium :** le poisson blanc et les crevettes sont des sources de tryptophane, un acide aminé précurseur de la sérotonine et de la mélatonine, favorisant un sommeil réparateur. Ils sont également riches en magnésium, essentiel pour détendre les muscles et réduire le stress.
- **Acides gras oméga 3 :** le poisson blanc contient des oméga 3, qui aident à réguler l'inflammation et à soutenir la santé hormonale.
- **Antioxydants :** les légumes de cette soupe sont riches en antioxydants (notamment en vitamine C) qui protègent les cellules du stress oxydatif et favorisent la santé des tissus cutanés.
- **Fibres et digestion :** les légumes sont une bonne source de fibres, favorisant une digestion saine et stabilisant la glycémie, ce qui est important pour un sommeil de qualité et l'équilibre hormonal.
- **Effet anti-inflammatoire :** le curcuma et le paprika sont reconnus pour leurs propriétés anti-inflammatoires et antioxydantes, soutenant le confort général pendant la ménopause et contribuant à la santé du système nerveux.

Soupe *de pois cassés*

Pour 4 personnes
Préparation : 10 min
Cuisson : 50 min

250 g de pois cassés
1 oignon
2 gousses d'ail
1 poireau
2 carottes
1 branche de céleri
1 cuil. à soupe d'huile d'olive
1 feuille de laurier
1 cuil. à café de thym
1 cuil. à café de cumin en poudre
1,5 l de bouillon de légumes sans sel
Le jus de ½ citron
Persil ou coriandre frais
Sel et poivre

RECETTE

Rincez les pois cassés à l'eau froide jusqu'à ce que l'eau soit bien claire. Égouttez-les bien. Épluchez l'oignon, l'ail et les carottes, et émincez-les avec le poireau et le céleri.

Faites chauffer l'huile d'olive à feu moyen dans une grande casserole. Ajoutez l'oignon, l'ail, le poireau, les carottes et le céleri. Faites-les revenir 5 à 7 minutes, jusqu'à ce qu'ils soient tendres. Ajoutez les pois cassés, le laurier, le thym et le cumin.

Versez le bouillon, portez à ébullition, puis réduisez le feu et laissez mijoter à couvert 40 à 45 minutes, jusqu'à ce que les pois cassés soient bien tendres. Mélangez de temps en temps.

Une fois les pois cassés cuits, retirez le laurier. Mixez éventuellement la soupe pour une texture plus veloutée ou la laisser telle quelle.

Assaisonnez et ajoutez un filet de jus de citron avant de servir bien chaud, garni de persil ou de coriandre ciselés. Vous pouvez accompagner cette soupe de pain au levain pour un repas équilibré.

ATOUTS BIEN-ÊTRE

Protéines végétales et tryptophane : les pois cassés sont riches en protéines végétales, essentielles pour maintenir la masse musculaire. Ils contiennent également du tryptophane, un acide aminé favorisant la production de sérotonine, qui améliore l'humeur et la qualité du sommeil.

Magnésium : les pois cassés et les légumes contiennent du magnésium, un minéral clé pour réduire le stress, détendre les muscles et favoriser un bon sommeil.

Fibres et contrôle de la glycémie : cette soupe est riche en fibres (pois cassés, carottes, céleri) qui aident à réguler la digestion et à stabiliser la glycémie. Cela contribue à la gestion des fluctuations hormonales et à la prévention des pics d'insuline qui peuvent perturber le sommeil.

Antioxydants et santé cardiovasculaire : les carottes et le poireau sont riches en antioxydants, comme la vitamine A et la vitamine C, qui protègent les cellules du vieillissement. L'ail contribue à la santé cardiovasculaire.

Effet calmant et anti-inflammatoire : le cumin et le thym ont des propriétés anti-inflammatoires naturelles qui aident à apaiser les symptômes inflammatoires et à calmer l'organisme, favorisant un meilleur sommeil.

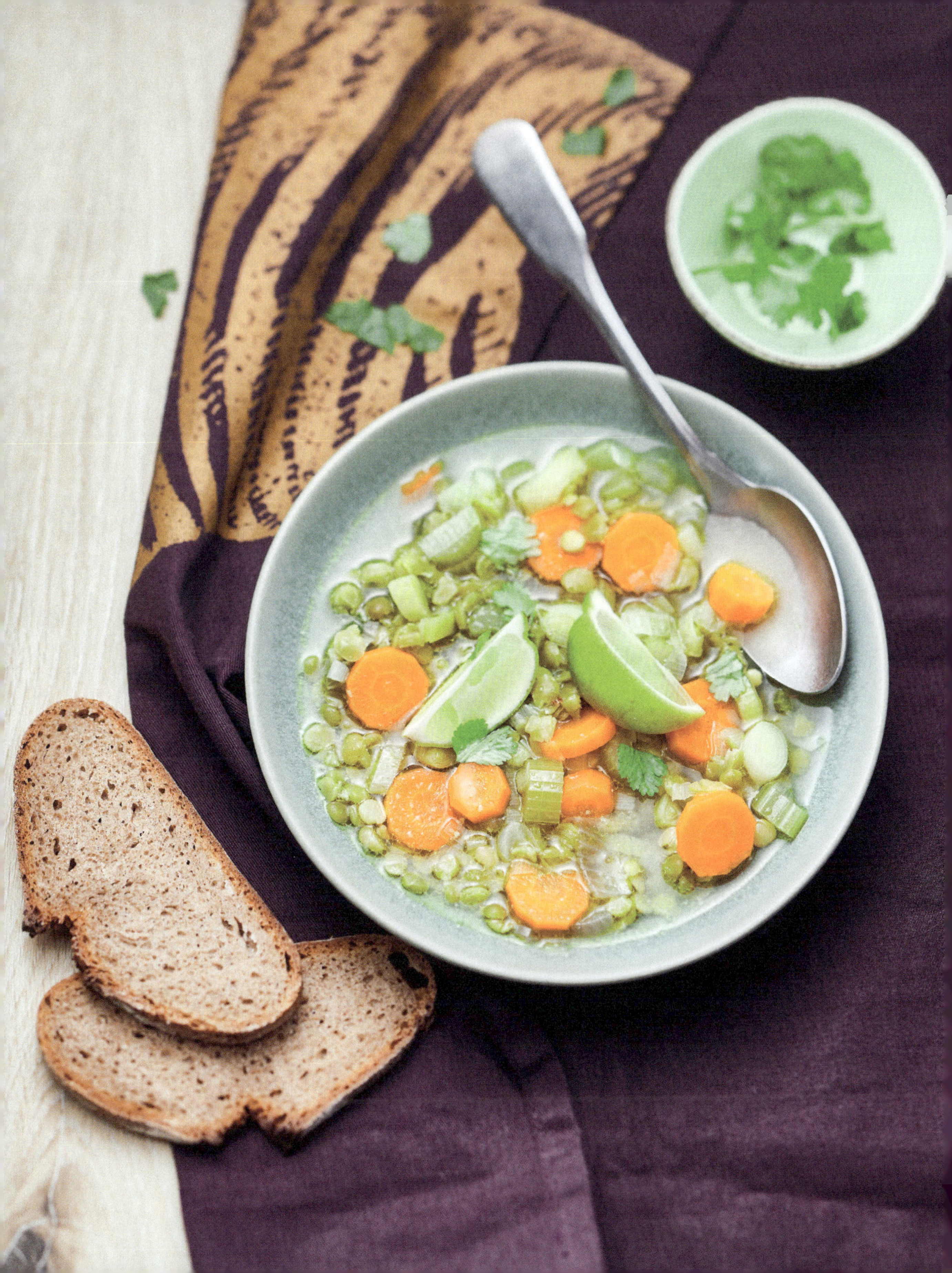

Chili végétarien *aux haricots noirs*

Pour 4 personnes
Préparation : 15 min
Cuisson : 30 min

1 oignon rouge
2 gousses d'ail
1 poivron rouge
1 poivron jaune
1 petit piment rouge (optionnel)
1 cuil. à soupe d'huile d'olive
1 cuil. à café de cumin en poudre
1 cuil. à café de paprika fumé
1 cuil. à café de curcuma
400 g de tomates concassées
1 cuil. à soupe de concentré de tomate
1 cuil. à café de sauce tamari
400 g de haricots noirs cuits
150 g de grains de maïs (en boîte)
1 cuil. à soupe de cacao en poudre non sucré (optionnel)
Le jus de 1 citron vert
Coriandre fraîche
Sel et poivre

RECETTE

Épluchez l'oignon et l'ail. Émincez-les avec les poivrons et, si vous l'utilisez, le piment.

Faites chauffer l'huile à feu moyen dans une grande poêle ou une cocotte et faites-y revenir l'oignon, l'ail et les poivrons environ 5 minutes, jusqu'à ce qu'ils soient tendres. Incorporez le cumin, le paprika et le curcuma. Mélangez bien. Ajoutez les tomates, le concentré et la sauce tamari. Laissez mijoter 10 minutes à feu doux.

Ajoutez les haricots, le maïs et le cacao (si vous l'utilisez) puis laissez cuire encore 10 à 15 minutes à feu doux. Rectifiez l'assaisonnement.

Ajoutez un filet de jus de citron vert et parsemez le plat de coriandre ciselée avant de servir. Pour un repas équilibré, servez ce chili avec du riz complet et de la salade verte.

ATOUTS BIEN-ÊTRE

Tryptophane et magnésium : les haricots noirs et le maïs sont des sources de tryptophane, un acide aminé nécessaire à la production de sérotonine, qui régule l'humeur et favorise le sommeil. Ils contiennent également du magnésium, essentiel à la détente musculaire et nerveuse, aidant à réduire le stress et à améliorer le sommeil.

Fibres et santé digestive : les haricots noirs, riches en fibres, favorisent la digestion et le contrôle de la glycémie.

Antioxydants : les poivrons et les tomates sont riches en vitamines C et en antioxydants, qui protègent les cellules du vieillissement prématuré. Le cacao, riche en flavonoïdes, contribue également à la santé cardiovasculaire.

Effet anti-inflammatoire : les épices sont connues pour leurs propriétés anti-inflammatoires naturelles, aidant à réduire l'inflammation ainsi que les douleurs articulaires et musculaires.

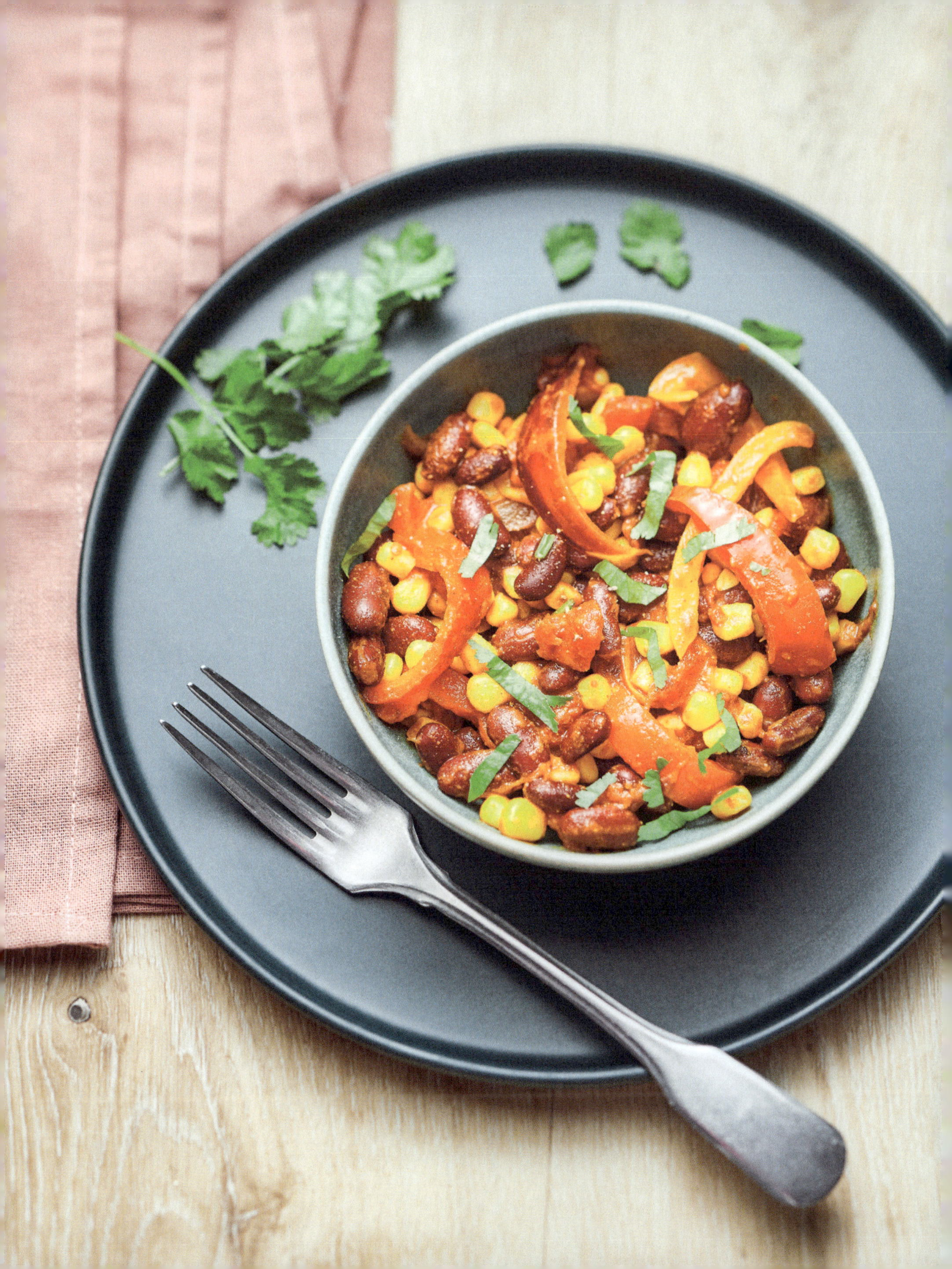

Poisson vapeur, *légumes croquants et riz complet*

Pour 4 personnes
Préparation : 20 min
Cuisson : 30 min

200 g de riz complet
2 carottes
1 courgette
1 poivron rouge
1 brocoli
4 filets de poisson blanc (cabillaud, lieu noir ou merlu)
1 cuil. à soupe de sauce tamari
1 cuil. à soupe de jus de citron
1 cuil. à soupe d'huile de sésame
1 cuil. à soupe de gingembre frais râpé
1 gousse d'ail
2 cuil. à soupe de graines de sésame grillées
Coriandre fraîche

RECETTE

Rincez le riz sous l'eau froide jusqu'à ce que l'eau soit claire. Faites-le cuire environ 30 minutes dans une casserole d'eau bouillante salée en suivant les instructions du paquet, jusqu'à ce qu'il soit tendre. Égouttez-le.

Épluchez les carottes et coupez-les avec la courgette et le poivron en fins bâtonnets. Détaillez le brocoli en petits bouquets (vous pouvez ajouter d'autres légumes de saison au choix). Faites-les cuire 8 à 10 minutes à la vapeur : ils doivent rester croquants.

En même temps, faites cuire les filets de poisson 10 minutes à la vapeur.

Mélangez la sauce tamari, le jus de citron, l'huile, le gingembre et l'ail pelé et haché.

Répartissez le riz dans 4 assiettes. Disposez les légumes et le poisson dessus. Arrosez de sauce et parsemez de sésame grillé et de coriandre. Servez chaud avec de la salade verte en accompagnement si vous le souhaitez.

ATOUTS BIEN-ÊTRE

- **Tryptophane et magnésium :** le riz complet est riche en tryptophane, un acide aminé qui favorise la production de sérotonine et de mélatonine, essentielles pour réguler le sommeil. Le poisson est également une bonne source de magnésium, qui aide à détendre les muscles et à réduire le stress.
- **Acides gras oméga 3 :** les poissons blancs sont une source de protéines maigres et contiennent des acides gras oméga 3, qui soutiennent la santé cardiovasculaire et aident à réguler les inflammations et les hormones.
- **Fibres :** les fibres présentes dans le riz complet et les légumes aident à maintenir une digestion saine et à stabiliser la glycémie, favorisant un sommeil de qualité.
- **Antioxydants :** les légumes, en particulier le poivron rouge et le brocoli, sont riches en antioxydants tels que les vitamines C et E, qui aident à protéger les cellules contre le stress oxydatif, bénéfique à la peau et aux tissus.
- **Vitamines B et calcium :** les vitamines du groupe B (poisson et riz complet) et le calcium (légumes verts) sont essentiels pour l'équilibre nerveux et musculaire, soutenant la relaxation et un bon sommeil.

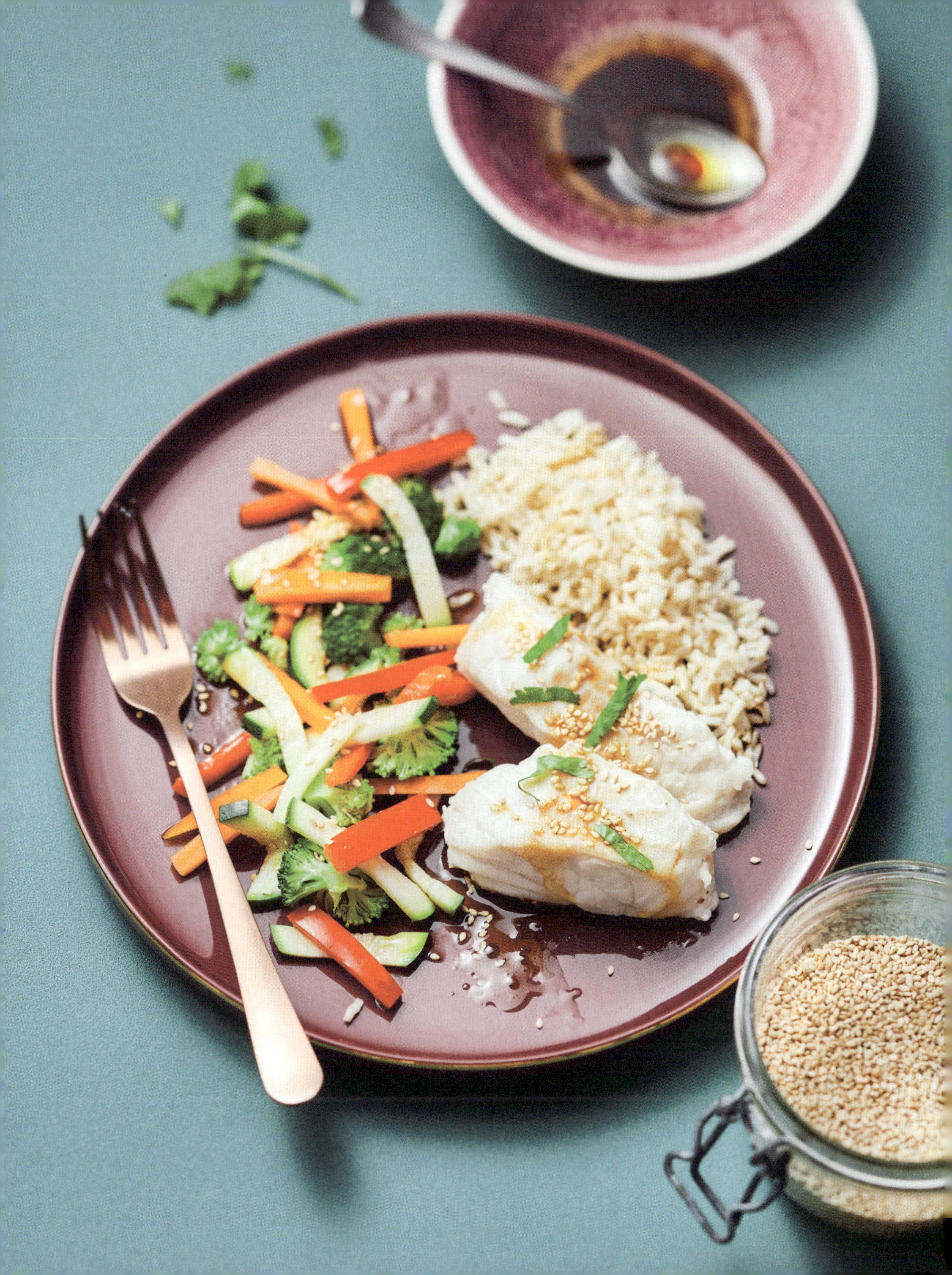

Smoothie *banane-chocolat protéiné*

Pour 1 personne
Préparation : 10 min

1 banane mûre

2 cuil. à soupe de farine de lupin

2 cuil. à soupe de cacao cru

250 ml de lait d'amande (ou autre lait végétal)

1 cuil. à soupe de graines de chia

RECETTE

Épluchez la banane et coupez-la en morceaux.

Mixez la banane, la farine, le cacao, le lait et les graines de chia dans un blender. Versez le smoothie dans un verre et dégustez.

ATOUTS BIEN-ÊTRE

- **Protéines :** la farine de lupin est riche en protéines, essentielles pour maintenir la masse musculaire et aider à la régénération des tissus.
- **Magnésium :** présent dans les graines de chia et le lait d'amande, le magnésium aide à réduire les symptômes de stress et améliore la qualité du sommeil.
- **Tryptophane :** la banane et le cacao contiennent du tryptophane, un acide aminé précurseur de la sérotonine. Le tryptophane est important pour la production de mélatonine, l'hormone régulatrice du sommeil, ce qui peut améliorer la qualité du sommeil.
- **Antioxydants :** le cacao cru est riche en antioxydants, qui aident à combattre le stress oxydatif et l'inflammation, contribuant au bien-être général.
- **Fibres :** les graines de chia et la banane apportent des fibres, qui favorisent une digestion saine et peuvent aider à prévenir les troubles digestifs.

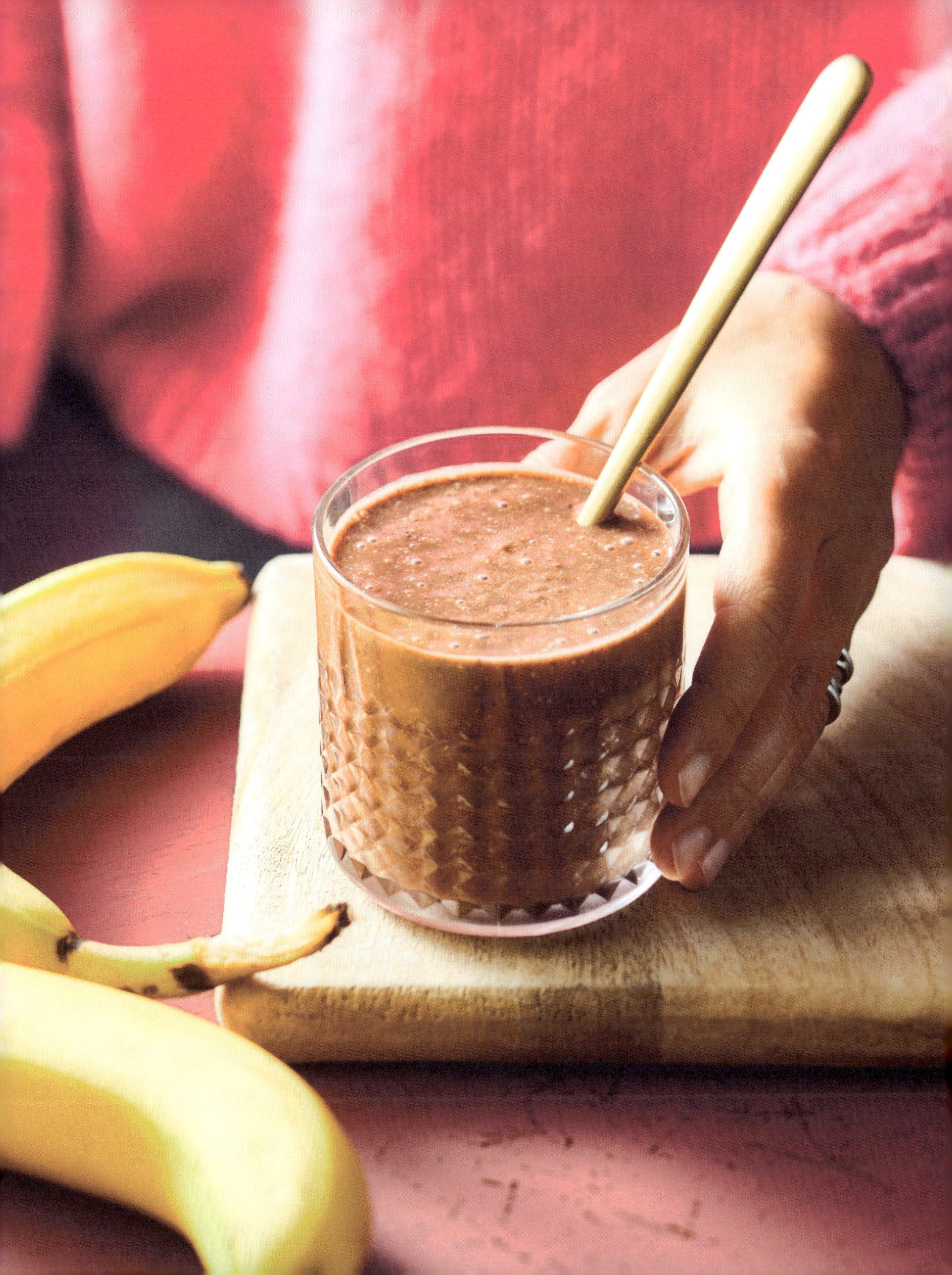

Bouchées croquantes *au quinoa et au chocolat noir*

Pour 12 bouchées
Préparation : 15 min
Réfrigération : 30 min

100 g de quinoa cru

150 g de chocolat noir cru (au moins 70 % de cacao)

1 cuil. à soupe d'huile de coco

2 cuil. à soupe de graines de chia

2 cuil. à soupe de graines de sésame

1 pincée de sel

RECETTE

Faites griller le quinoa cru 3 à 5 minutes à feu moyen dans une poêle, jusqu'à ce qu'il devienne croustillant.

Faites fondre le chocolat au bain-marie avec l'huile de coco. Incorporez les graines de chia, le sésame, le quinoa croustillant et le sel. Mélangez bien.

À l'aide d'une cuillère, formez 12 petits tas de pâte sur une plaque chemisée de papier sulfurisé. Placez le tout 30 minutes au réfrigérateur, jusqu'à ce que les bouchées durcissent et soient croquantes. Servez-les à la sortie du réfrigérateur pour conserver leur texture.

ATOUTS BIEN-ÊTRE

- **Magnésium :** le chocolat noir cru est riche en magnésium, essentiel à la relaxation musculaire et à la gestion du stress. Il assure également un bon sommeil.
- **Acides gras oméga 3 :** les graines de chia sont une source d'oméga 3, qui aident à réguler l'inflammation et contribuent à la santé hormonale.
- **Antioxydants :** le chocolat noir cru est riche en antioxydants, qui protègent les cellules contre le stress oxydatif et peuvent aider à prévenir le vieillissement prématuré.
- **Fibres :** les fibres contenues dans le quinoa et les graines favorisent une bonne digestion. Elles aident aussi à réguler le taux de sucre sanguin.
- **Vitamine E :** la vitamine E (huile de coco, graines de sésame) est un antioxydant liposoluble qui soutient la santé de la peau et aide à maintenir l'hydratation, utile pour lutter contre la sécheresse vaginale, un symptôme fréquent de la ménopause.

Conseil

Vous pouvez ajouter à cette recette des baies (cranberries, baies de goji…) ou des oléagineux concassés (noix, noisettes, amandes…) pour apporter encore plus de croquant et des nutriments.

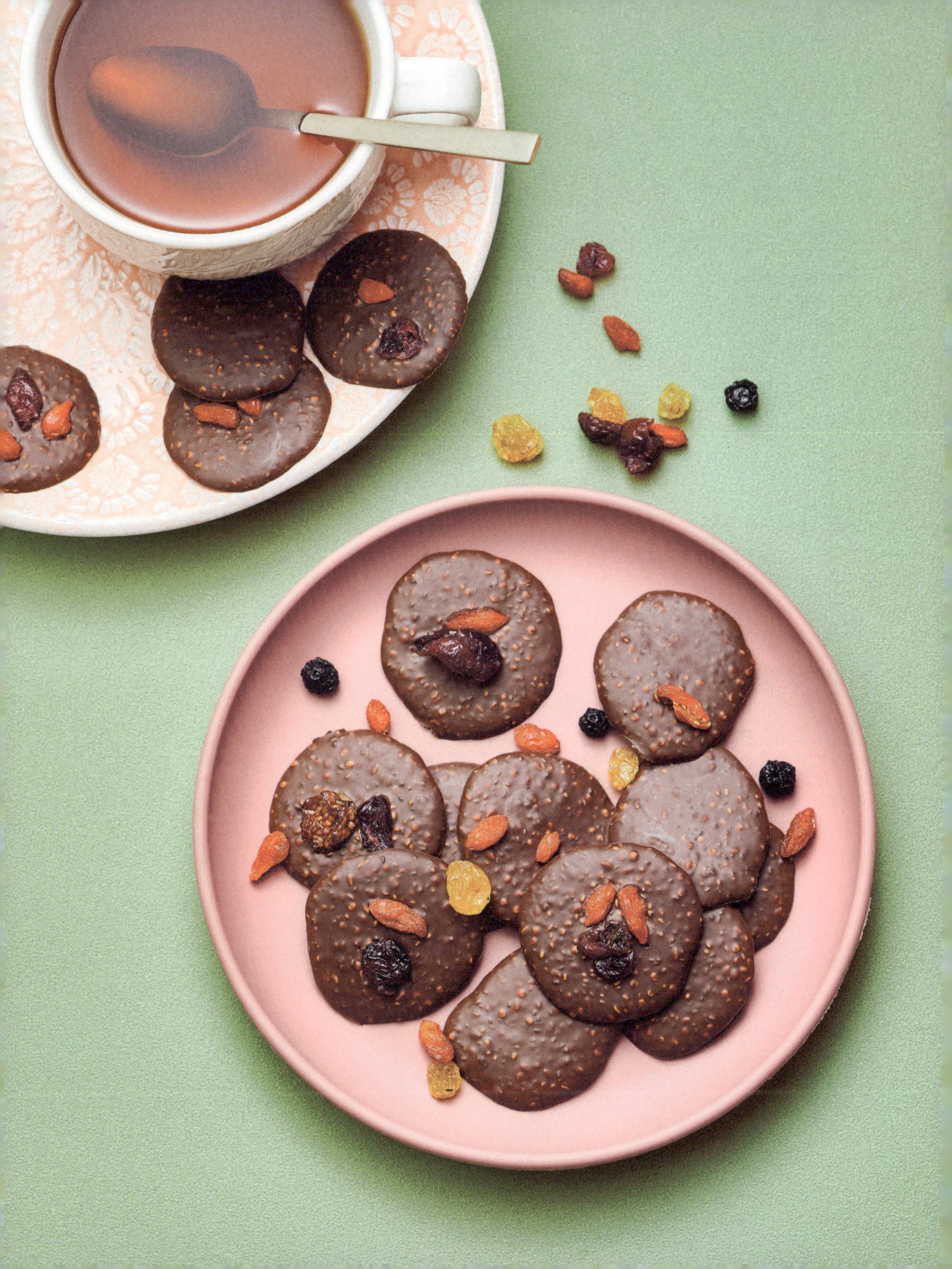

Crème glacée *à la noix de cajou*

Pour 4 personnes
Trempage : 4 h
Préparation : 10 min
Congélation : 4 h

200 g de noix de cajou

250 ml de lait d'amande (ou autre lait végétal)

3 cuil. à soupe de sirop d'érable (ou autre édulcorant naturel)

1 cuil. à café d'extrait de vanille

2 cuil. à soupe de graines de chia

1 pincée de sel

1 poignée de fruits rouges frais ou surgelés

RECETTE

Faites tremper les noix de cajou pendant au moins 4 heures ou toute la nuit. Égouttez-les et rincez-les sous l'eau froide.

Versez les noix de cajou, le lait d'amande, le sirop d'érable, la vanille, les graines de chia et le sel dans un blender. Mixez jusqu'à obtenir une texture lisse et crémeuse. Ajoutez les fruits rouges et mixez rapidement.

Versez la préparation dans un récipient allant au congélateur et laissez-la prendre pendant 4 heures, jusqu'à ce qu'elle soit ferme, en mélangeant toutes les 30 minutes pendant les premières heures pour éviter la formation de cristaux. Sortez la crème glacée du congélateur environ 5 minutes avant de la déguster pour qu'elle soit plus facile à servir.

ATOUTS BIEN-ÊTRE

- **Protéines et graisses saines :** les noix de cajou sont une excellente source de protéines et de graisses saines, nécessaires pour maintenir l'équilibre hormonal et favoriser une peau en bonne santé. Elles apportent également des acides gras insaturés qui peuvent aider à réduire l'inflammation.
- **Magnésium :** les noix de cajou sont riches en magnésium, un minéral essentiel qui aide à réguler le stress et à améliorer la qualité du sommeil.
- **Tryptophane :** le lait d'amande et les noix de cajou contiennent du tryptophane, un acide aminé précurseur de la sérotonine, qui joue un rôle important dans la régulation de l'humeur et du sommeil.
- **Fibres :** les graines de chia apportent des fibres. Cela favorise une bonne digestion et contribue à la régulation du taux de sucre sanguin, ce qui est important pour maintenir une énergie stable et prévenir les fringales.
- **Antioxydants :** les fruits rouges sont riches en antioxydants, qui aident à combattre le stress oxydatif et l'inflammation.

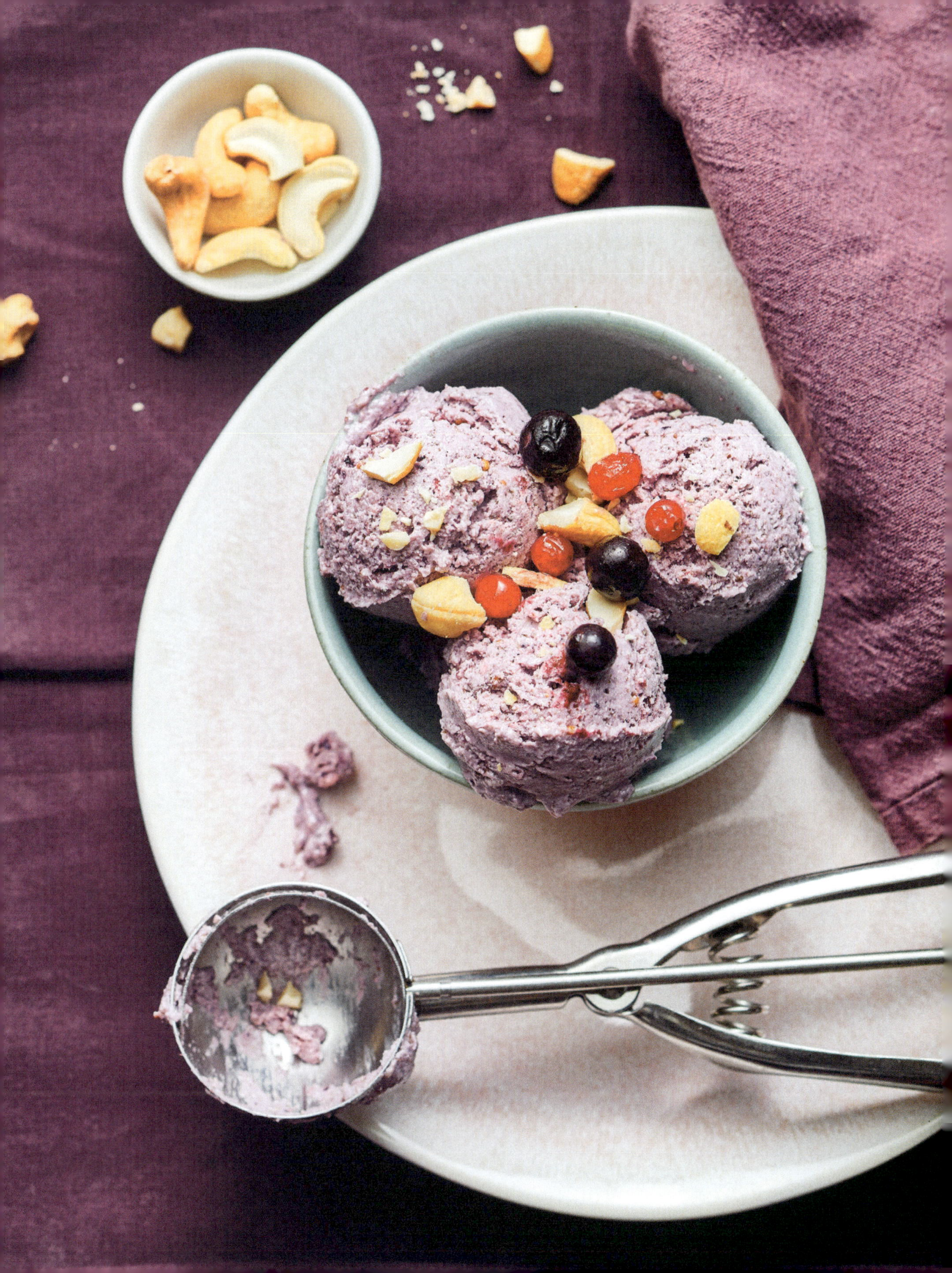

Energy balls *cacao-noix de coco*

Pour 12 energy balls
Trempage : 10 min
Préparation : 15 min
Réfrigération : 30 min

150 g de dattes dénoyautées

100 g de noix de cajou

50 g de flocons de noix de coco

30 g de cacao cru en poudre

1 cuil. à soupe de graines de chia

1 pincée de sel

RECETTE

Faites tremper les dattes dans de l'eau tiède pendant 10 minutes pour les ramollir. Égouttez-les bien.

Mixez finement les noix de cajou. Ajoutez les dattes égouttées et mixez jusqu'à obtenir une pâte homogène. Ajoutez la noix de coco, le cacao, les graines de chia et le sel. Mixez à nouveau jusqu'à ce que tout soit bien mélangé. Si la pâte est trop sèche, ajoutez 1 à 2 cuillerées à soupe d'eau pour l'assouplir.

Formez des boules de pâte de la taille d'une noix avec vos mains. Roulez chaque boule dans un peu de noix de coco pour un enrobage supplémentaire si vous le souhaitez.

Disposez les energy balls sur une plaque chemisée de papier sulfurisé et placez-les au moins 30 minutes au réfrigérateur avant de les déguster pour qu'elles se raffermissent.

ATOUTS BIEN-ÊTRE

- **Magnésium :** présent dans les noix de cajou, les graines de lin et les graines de chia, le magnésium aide à réguler le stress et à améliorer le sommeil en favorisant la relaxation musculaire et nerveuse.
- **Tryptophane :** présent dans les noix de cajou, les graines de chia et les graines de lin, le tryptophane est un acide aminé essentiel qui aide à produire la sérotonine, un neurotransmetteur important pour la régulation de l'humeur et le cycle du sommeil.
- **Fibres :** les dattes, les noix de cajou, les graines de chia et les graines de lin sont riches en fibres, ce qui aide à maintenir une bonne santé digestive et à stabiliser le taux de sucre sanguin, contribuant à une meilleure régulation de l'humeur.
- **Antioxydants :** le cacao cru et la noix de coco apportent des antioxydants qui combattent le stress oxydatif et aident à protéger les cellules.
- **Acides gras oméga 3 :** les graines de lin et les graines de chia sont riches en acides gras oméga 3, bénéfiques à la santé du cœur et au maintien d'un bon équilibre hormonal.

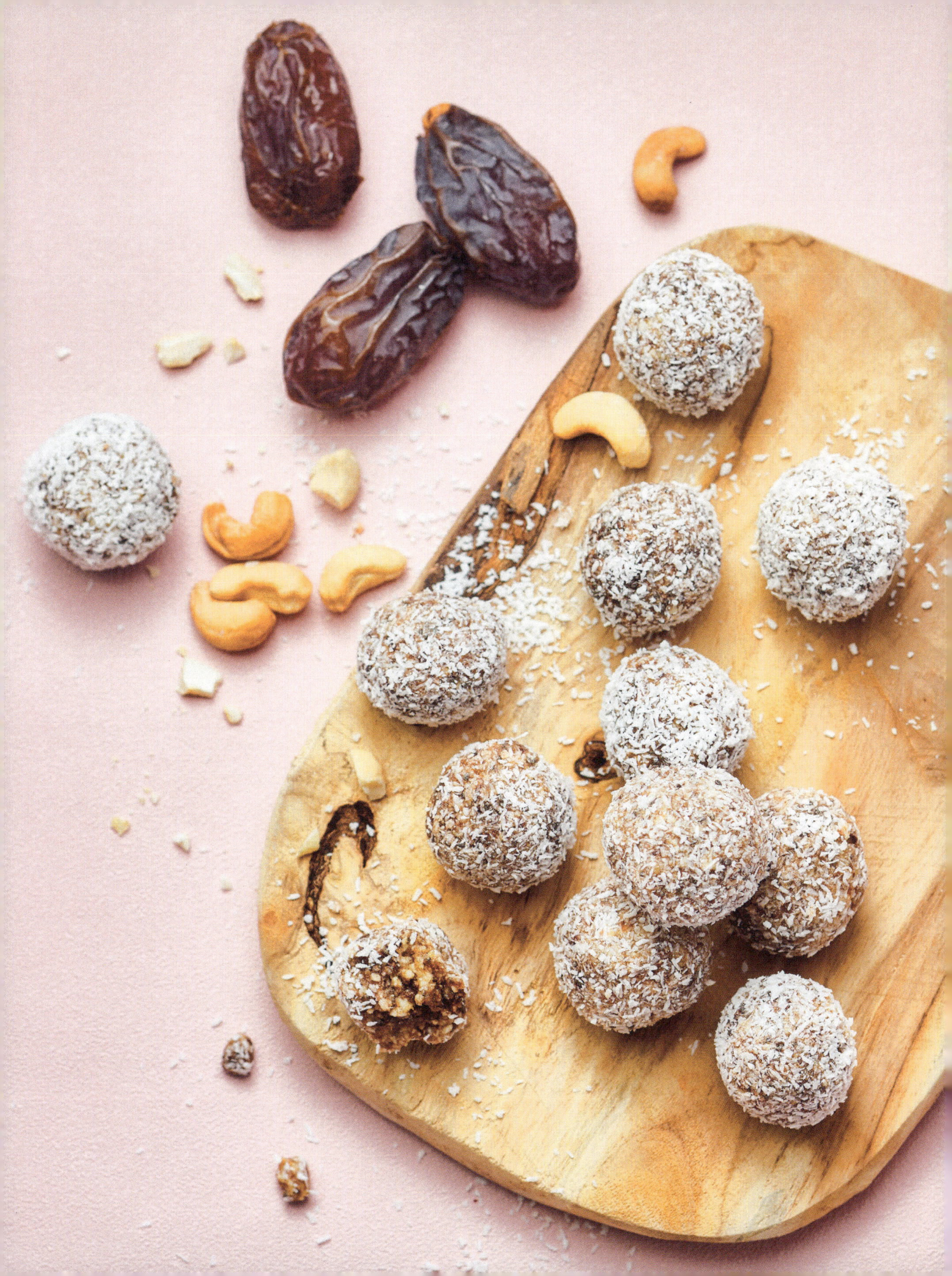

6 collations saines pour bien dormir

Pour 1 personne
Préparation : 5 min

Bananes et purée d'amandes

1 banane • 2 cuil. à soupe de purée d'amandes

Pelez et coupez la banane en tranches. Étalez une fine couche de purée d'amandes sur chaque tranche. Servez immédiatement.

Salade avocat-fraises

1 avocat • 150 g de fraises
1 cuil. à soupe de graines de courge

Coupez l'avocat et les fraises en morceaux. Mélangez-les avec les graines de courge. Assaisonnez avec un peu de jus de citron.

Amandes et poires tranchées

1 poignée d'amandes • 1 poire

Coupez la poire en tranches et dégustez-la avec une poignée d'amandes.

Chocolat et noix de cajou

30 g de chocolat noir à 70 % de cacao • 1 poignée de noix de cajou

Cassez le chocolat en petits morceaux et dégustez-le avec les noix de cajou.

Smoothie banane-avoine

1 banane pelée • ¼ de tasse de flocons d'avoine
1 tasse de lait d'amande

Mixez tous les ingrédients jusqu'à obtenir une texture lisse. Servez frais.

Tartines d'avocat aux graines de courge

1 avocat • 1 tranche de pain complet
1 cuil. à soupe de graines de courge

Écrasez l'avocat sur la tranche de pain. Saupoudrez le tout de graines de courge.

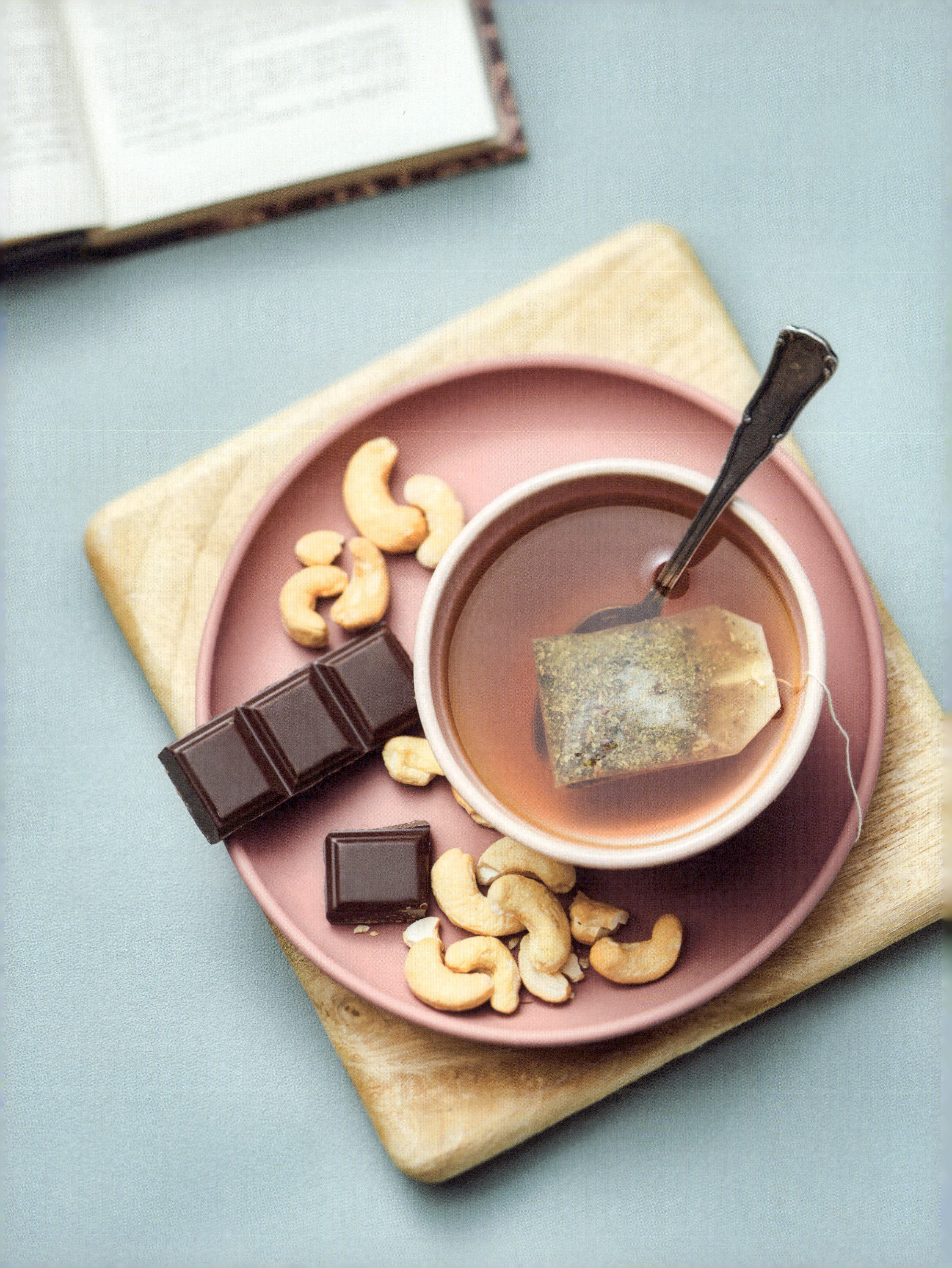

Boissons relaxantes pour faire de beaux rêves

Lait de lune (moon milk) à l'ashwagandha

Pour 1 personne
Préparation : 5 min
Cuisson : 5 min

- 1 tasse de lait végétal (amande, avoine ou coco)
- ½ cuil. à café d'ashwagandha en poudre
- ½ cuil. à café de cannelle en poudre
- 1 pincée de noix de muscade
- ½ cuil. à café d'huile de coco
- 1 cuil. à café de miel ou de sirop d'érable (optionnel)

Le moon milk est une boisson traditionnelle ayurvédique. L'ingrédient clé de cette recette est l'ashwagandha, une plante adaptogène qui aide le corps à s'adapter au stress. Attention cependant : l'ashwagandha peut avoir un effet stimulant si le corps a besoin d'un boost, il est donc essentiel d'être à l'écoute de ses propres besoins.

Faites chauffer le lait à feu doux dans une petite casserole. Ajoutez l'ashwagandha, la cannelle et la muscade, puis fouettez. Laissez chauffer environ 5 minutes, sans faire bouillir. Retirez du feu et ajoutez l'huile de coco ainsi que le miel (si vous en utilisez), puis fouettez de nouveau. Versez dans une tasse et dégustez 30 minutes avant de vous coucher.

Lait d'or (golden latte) au curcuma

Pour 1 personne
Préparation : 5 min
Cuisson : 5 min

- 1 tasse de lait végétal (amande, coco ou avoine)
- 1 cuil. à café de pâte de curcuma (recette ci-dessous)
- ½ cuil. à café de cannelle en poudre
- 1 pincée de poivre noir
- 1 cuil. à café de miel ou de sirop d'érable (optionnel)
- ½ cuil. à café d'huile de coco

Le lait d'or, ou golden latte, est une boisson traditionnelle indienne à base de curcuma, reconnue pour ses propriétés anti-inflammatoires et apaisantes. Cette boisson est idéale pour apaiser le corps avant de dormir, tout en contribuant à réduire les inflammations liées à la ménopause.

Faites chauffer le lait à feu doux dans une petite casserole. Ajoutez la pâte de curcuma, la cannelle et le poivre, puis fouettez. Laissez chauffer 5 minutes sans porter à ébullition. Retirez du feu et ajoutez l'huile de coco ainsi que le miel (si vous en utilisez), puis fouettez de nouveau. Versez dans une tasse et dégustez 30 minutes avant de vous coucher.

Pâte de curcuma

Pour 1 bocal
Préparation : 5 min
Cuisson : 5 min
Conservation : 2 semaines au réfrigérateur

- ¼ de tasse de curcuma en poudre
- ¼ de tasse de gingembre en poudre
- ¼ de cuil. à café de poivre noir

Mélangez les ingrédients avec une demi-tasse d'eau dans une petite casserole. Faites chauffer à feu doux en mélangeant constamment jusqu'à obtenir une pâte lisse (environ 5 minutes). Laissez refroidir, puis transférez la pâte dans un bocal en verre hermétique.

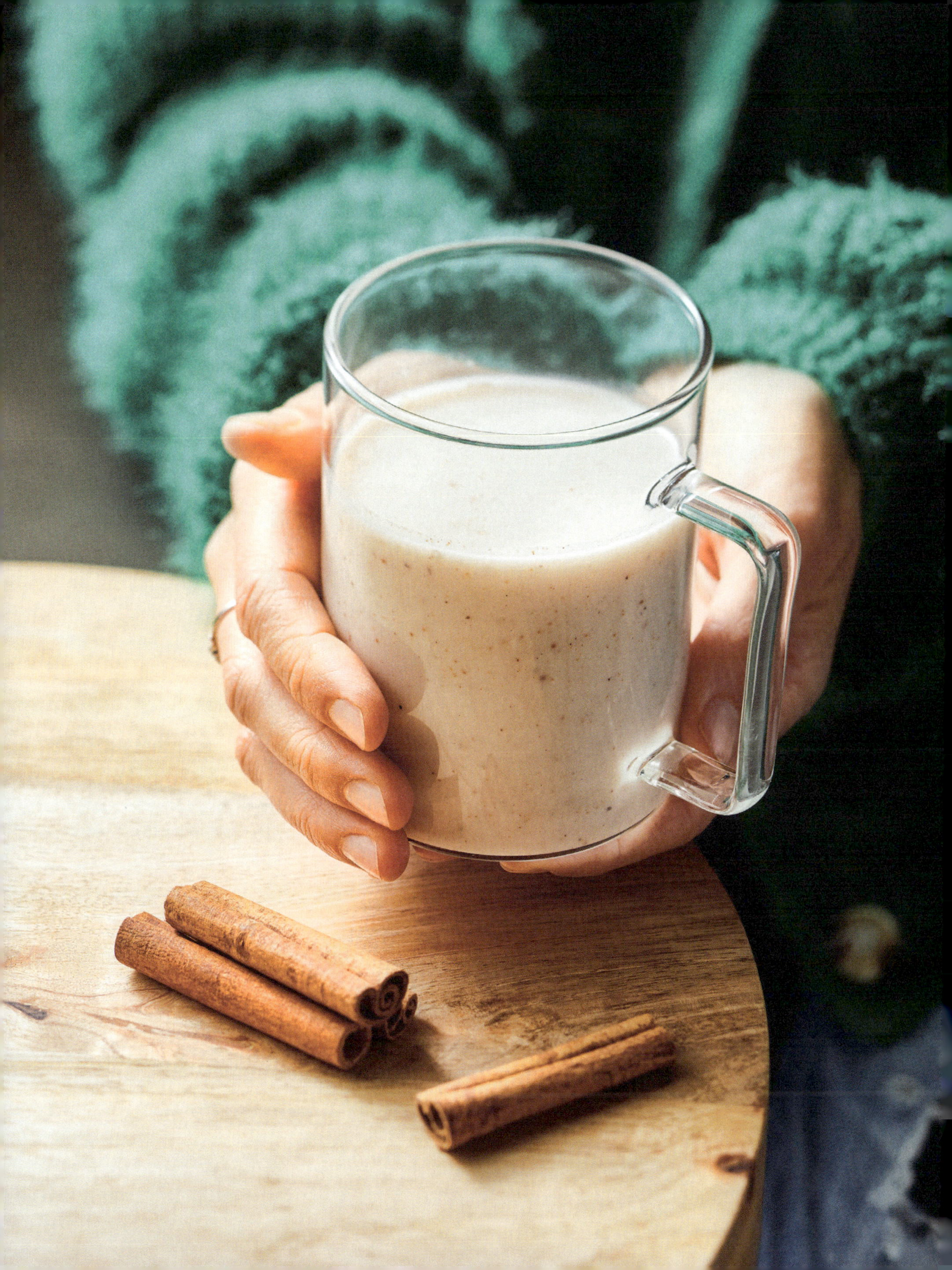

Tisanes pour rejoindre les bras de Morphée

Pour 1 personne
Préparation : 5 à 7 min

Camomille et mélisse

- 1 cuil. à café de fleurs de camomille séchées
- 1 cuil. à café de feuilles de mélisse séchées
- 1 cuil. à café de miel (optionnel)

La camomille et la mélisse sont deux plantes réputées pour leurs effets apaisants et relaxants, idéales pour vous préparer à une nuit de sommeil réparateur.

Faites chauffer de l'eau à environ 80 °C (évitez de la porter à ébullition pour ne pas altérer les bienfaits des plantes). Placez les fleurs de camomille et les feuilles de mélisse dans une tasse. Versez l'eau dessus et laissez infuser 5 à 7 minutes à couvert pour ne pas perdre les propriétés des plantes. Filtrez, ajoutez du miel si vous le souhaitez et dégustez 30 minutes à 1 heure avant de vous coucher.

ALIMENTS BIEN-ÊTRE

- **Camomille :** connue pour ses propriétés calmantes et légèrement sédatives, elle contribue à apaiser le système nerveux.
- **Mélisse :** elle aide à soulager l'anxiété et à calmer les tensions, tout en favorisant un endormissement naturel.

Passiflore et tilleul

1 cuil. à café de feuilles de passiflore séchées

1 cuil. à café de fleurs de tilleul séchées

Cette tisane associe la passiflore, une plante reconnue pour ses propriétés apaisantes, au tilleul, parfait pour calmer l'anxiété et les tensions.

Faites chauffer de l'eau à environ 80 °C (évitez de la porter à ébullition pour ne pas altérer les bienfaits des plantes). Placez les feuilles de passiflore et les fleurs de tilleul dans une tasse. Versez l'eau dessus et laissez infuser 5 à 7 minutes à couvert pour ne pas perdre les propriétés des plantes. Filtrez et dégustez 30 minutes à 1 heure avant de vous coucher.

ALIMENTS BIEN-ÊTRE

- **Passiflore :** riche en flavonoïdes, elle a des propriétés calmantes et aide à lutter contre les insomnies liées au stress.
- **Tilleul :** connu pour ses vertus sédatives légères, il favorise un sommeil profond et apaise les tensions nerveuses.

Valériane et lavande

1 cuil. à café de racine de valériane séchée

1 cuil. à café de fleurs de lavande séchées

La valériane est une plante particulièrement efficace pour favoriser un sommeil profond et réparateur, associée à la lavande pour ses propriétés relaxantes.

Faites chauffer de l'eau à environ 80 °C (évitez de la porter à ébullition pour ne pas altérer les bienfaits des plantes). Placez les racines de valériane et les fleurs de lavande dans une tasse. Versez l'eau dessus et laissez infuser 5 à 7 minutes à couvert pour ne pas perdre les propriétés des plantes. Filtrez et dégustez 30 minutes à 1 heure avant de vous coucher.

ALIMENTS BIEN-ÊTRE

- **Valériane :** connue pour ses propriétés sédatives naturelles, elle réduit le temps d'endormissement et améliore la qualité du sommeil.
- **Lavande :** réputée pour ses vertus apaisantes, elle aide à réduire les tensions et l'anxiété, favorisant l'endormissement.

Mélisse, oranger et houblon

1 cuil. à café de feuilles de mélisse séchées

1 cuil. à café de fleurs d'oranger séchées

1 cuil. à café de cônes de houblon séchés

Cette tisane associe la mélisse et l'oranger, offrant des propriétés apaisantes, au houblon, idéal pour un sommeil réparateur.

Faites chauffer de l'eau à environ 80 °C (évitez de la porter à ébullition pour ne pas altérer les bienfaits des plantes). Placez la mélisse, l'oranger et le houblon dans une tasse. Versez l'eau dessus et laissez infuser 5 à 7 minutes à couvert pour ne pas perdre les propriétés des plantes. Filtrez et dégustez 30 minutes à 1 heure avant de vous coucher.

ATOUTS BIEN-ÊTRE

- **Mélisse :** elle réduit l'anxiété et améliore la qualité du sommeil.
- **Oranger :** il calme le système nerveux et favorise la détente.
- **Houblon :** il est excellent pour réduire l'agitation nocturne.

Lavande et verveine

1 cuil. à café de fleurs de lavande séchées

1 cuil. à café de feuilles de verveine séchées

1 rondelle de citron (optionnel)

1 cuil. à café de sirop d'érable ou de miel (optionnel)

Cette tisane combine la douceur relaxante de la lavande et de la verveine, idéale pour calmer l'esprit et apaiser les tensions musculaires, facilitant un sommeil profond.

Faites chauffer de l'eau à environ 80 °C (évitez de la porter à ébullition pour ne pas altérer les bienfaits des plantes). Placez les fleurs de lavande et les feuilles de verveine dans une tasse. Versez l'eau dessus et laissez infuser 5 à 10 minutes à couvert pour ne pas perdre les propriétés des plantes. Filtrez, ajoutez le citron et du miel si vous le souhaitez, puis dégustez 30 minutes à 1 heure avant de vous coucher.

ATOUTS BIEN-ÊTRE

- **Lavande :** réputée pour ses vertus apaisantes, elle aide à réduire l'anxiété et les tensions, favorisant l'endormissement.
- **Verveine :** connue pour soulager les tensions nerveuses et musculaires, elle favorise également une bonne digestion avant le sommeil.

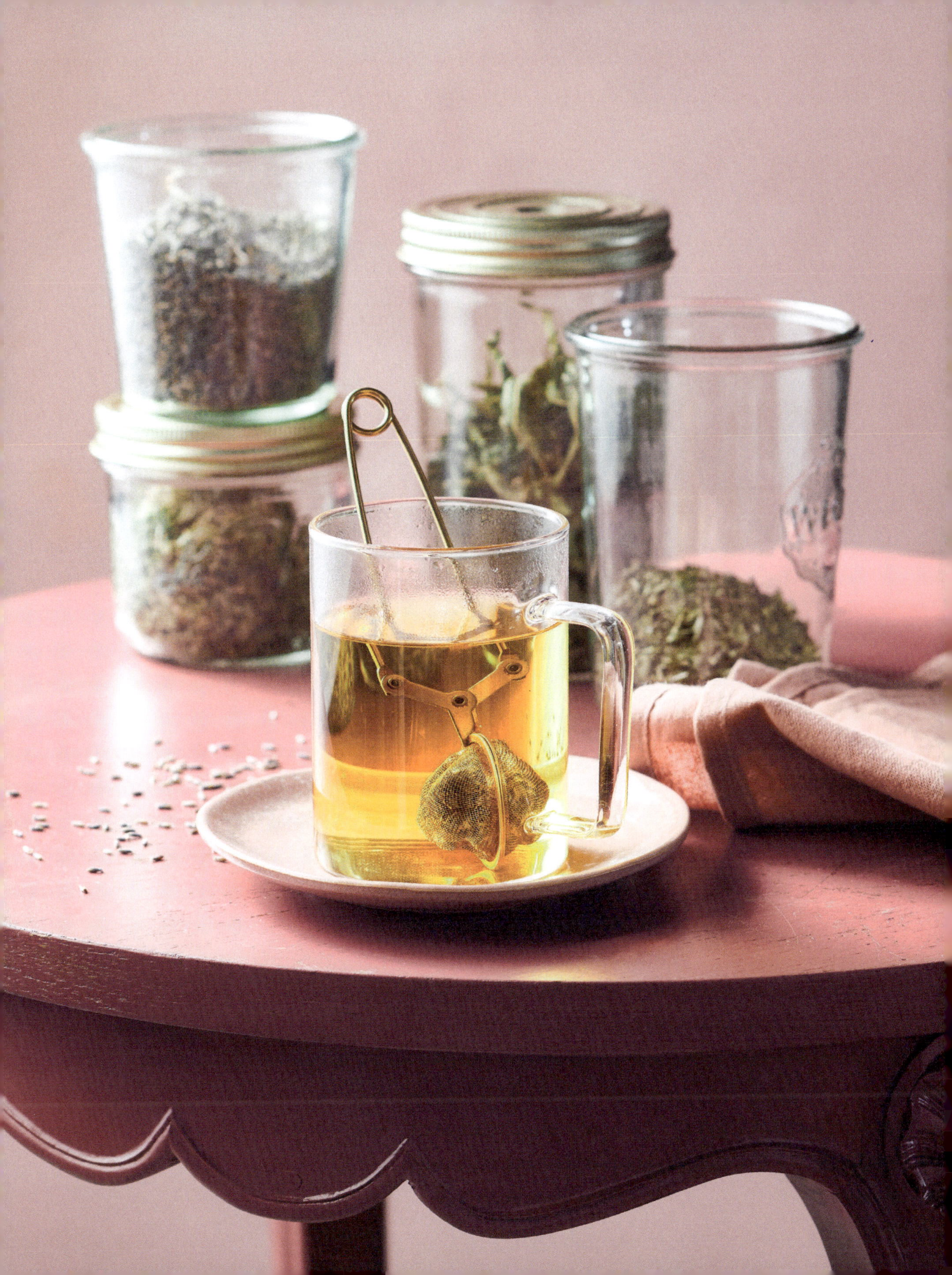

Recettes *pour l'énergie et la vitalité au quotidien*

Pendant la ménopause, les fluctuations hormonales peuvent entraîner des baisses d'énergie, une augmentation du stress oxydatif et une plus grande fatigue. Il devient alors essentiel de soutenir le corps avec des nutriments spécifiques pour préserver la vitalité. En neutralisant les radicaux libres, les antioxydants aident à protéger les cellules, à réduire l'inflammation et à favoriser la production d'énergie. Ils sont naturellement présents dans les fruits et légumes, et leur variété de couleurs reflète une diversité d'effets bénéfiques à la santé.

Les antioxydants par couleur

Rouge
lycopène et anthocyanes

Les antioxydants rouges sont particulièrement puissants pour améliorer le bien-être cardio-vasculaire et lutter contre l'inflammation. Le lycopène (présent dans les tomates et la pastèque) aide à protéger le cœur et à maintenir une bonne circulation sanguine. Les anthocyanes (présentes dans les fruits rouges) renforcent l'immunité et réduisent l'inflammation.
Sources alimentaires : tomate, pastèque, pamplemousse, poivron rouge, fraise, cerise, framboise, goyave, papaye...

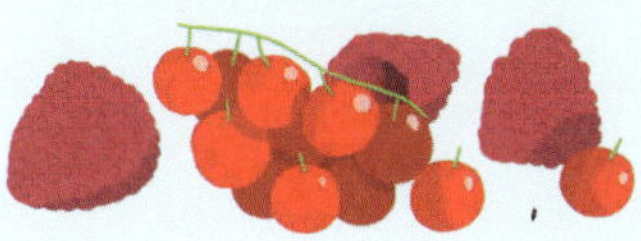

Orange et jaune
bêta-carotène et vitamine C

Les antioxydants orangés et jaunes sont essentiels à la santé des yeux, à la production d'énergie et à l'immunité. Le bêta-carotène (présent dans la carotte et la patate douce) est converti en vitamine A, soutenant la santé des yeux et la fonction cellulaire. La vitamine C (abondante dans les agrumes) est indispensable à la production de collagène, à la réparation cellulaire et à la réduction de la fatigue.
Sources alimentaires : carotte, mangue, citron, patate douce, courge, orange, abricot, pissenlit, curcuma, ananas, poivron jaune, banane...

Vert
chlorophylle, lutéine et glucosinolates

Les antioxydants verts sont excellents pour détoxifier le corps, protéger la peau et maintenir des niveaux d'énergie stables. La chlorophylle aide à oxygéner les cellules et éliminer les toxines, tandis que la lutéine protège la vision et soutient la santé cognitive. Les glucosinolates, présents dans les crucifères, détoxifient le foie et aident à maintenir l'équilibre hormonal.
Sources alimentaires : épinard, brocoli, avocat, chou kale, persil, blette, pois, roquette, cresson, herbes fraîches...

Bleu et violet
anthocyanes et flavonoïdes

Les antioxydants bleus et violets protègent les cellules du stress oxydatif et soutiennent les fonctions cérébrales. Les anthocyanes (abondantes dans les baies et les raisins) renforcent la mémoire et la concentration, tout en favorisant une meilleure circulation sanguine.
Sources alimentaires : myrtille, mûre, raisin noir, açaï, aubergine, chou rouge, canneberge, rhubarbe, cassis, argousier, sureau, grenade...

Blanc et marron
allicine et polyphénols

Les antioxydants blancs et marron, bien que moins colorés, offrent des bienfaits puissants pour le bien-être global. L'allicine (présente dans l'ail et l'oignon) booste l'immunité et améliore la circulation sanguine, facilitant l'apport en nutriments et en oxygène aux cellules. Les polyphénols (présents dans les noix) favorisent une meilleure réponse anti-inflammatoire et réduisent le stress oxydatif.
Sources alimentaires : ail, oignon, poireau, champignon, noix, chocolat noir...

Pudding de chia *aux fruits rouges*

Pour 4 personnes
Préparation : 10 min
Repos : 4 h

400 ml de lait végétal (amande, avoine ou coco)

250 g de yaourt de coco

80 g de graines de chia

1 cuil. à soupe de poudre de maca (optionnel)

1 cuil. à soupe de sirop d'érable ou de miel (optionnel)

200 g de fruits rouges frais ou surgelés

Le zeste de 1 citron

Menthe fraîche

RECETTE

Mélangez le lait et le yaourt dans un bol. Ajoutez les graines de chia et mélangez bien. Si vous le souhaitez, incorporez la poudre de maca et le sirop d'érable.

Laissez reposer la préparation au moins 4 heures (ou toute la nuit) au réfrigérateur, afin que les graines de chia gonflent et épaississent le pudding.

Au moment de servir, ajoutez les fruits rouges, râpez un peu de zeste de citron et décorez avec des feuilles de menthe.

ATOUTS BIEN-ÊTRE

- **Protéines :** les graines de chia, associées au yaourt de coco, apportent des protéines végétales qui aident à maintenir la masse musculaire et à soutenir l'énergie.
- **Antioxydants :** les fruits rouges sont riches en antioxydants, qui combattent les radicaux libres et réduisent le stress oxydatif, contribuant à une peau éclatante et une vitalité préservée.
- **Acides gras oméga 3 :** les graines de chia contiennent des oméga 3 qui soutiennent le bien-être cardiovasculaire et aident à lutter contre l'inflammation, souvent accrue pendant la ménopause.
- **Magnésium :** le lait végétal et les graines de chia sont des sources naturelles de magnésium, qui aident à réguler l'humeur, diminuer le stress et favoriser un bon sommeil.
- **Fibres :** les graines de chia et les fruits rouges apportent des fibres, qui améliorent la digestion et maintiennent l'équilibre du taux de sucre sanguin, essentiel à l'énergie.

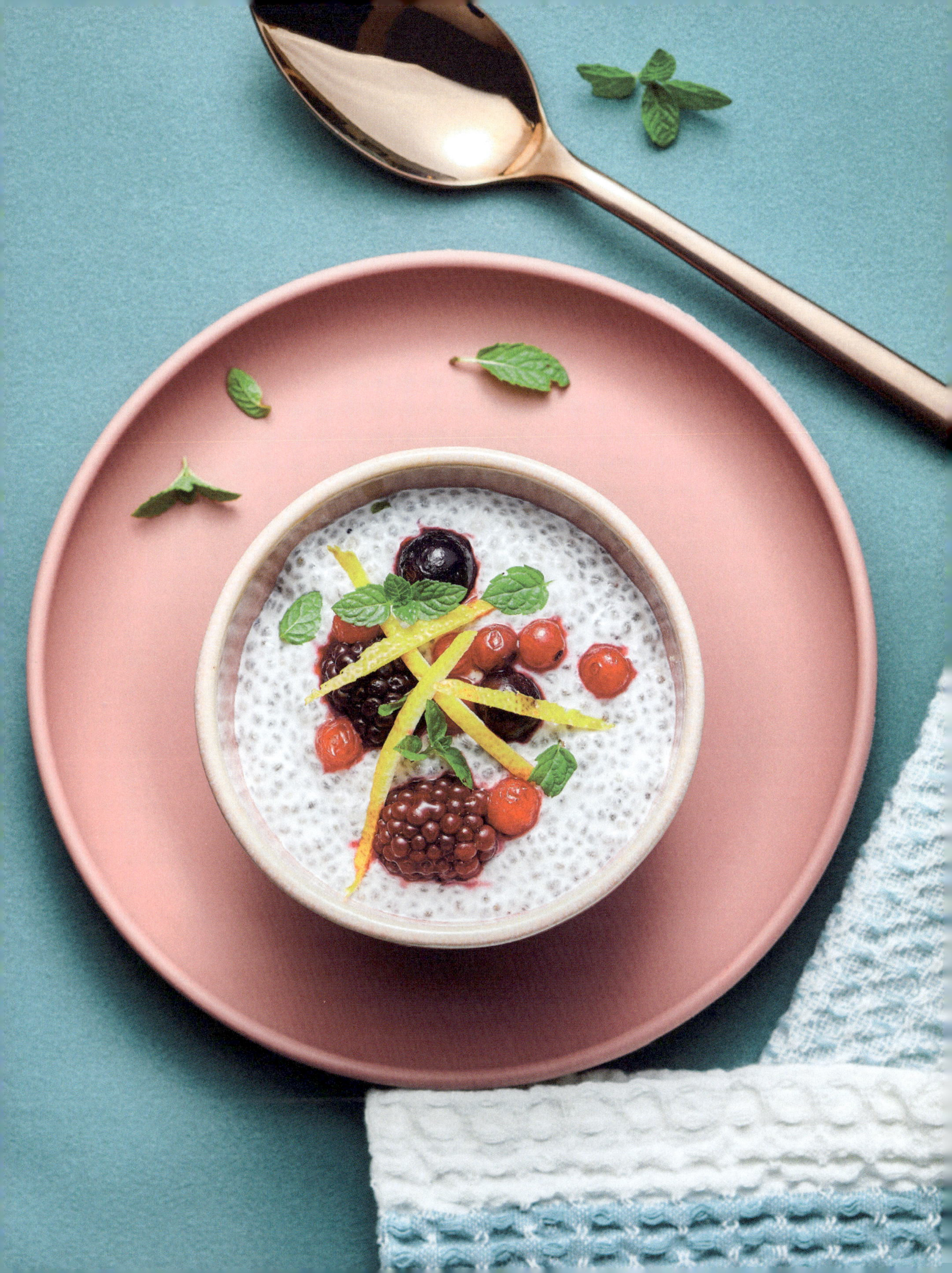

Bol *à la purée d'açaï*

Pour 1 personne
Préparation : 5 min

100 g de purée d'açaï surgelée (en magasin bio)

½ banane congelée ou fraîche

50 g de fruits rouges (fraises, framboises ou myrtilles)

1 cuil. à soupe de graines de chia

100 ml de lait végétal (amande, coco ou avoine)

1 cuil. à café de sirop d'érable

Pour les toppings :

1 cuil. à soupe de granola sans sucre

Rondelles de banane

1 cuil. à soupe de noix de cajou concassées

1 cuil. à café de graines de chanvre

Baies de goji

Menthe fraîche

RECETTE

Mixez la purée d'açaï, la banane pelée, les fruits rouges, les graines de chia et le lait dans un blender jusqu'à obtenir une texture lisse et crémeuse. Versez dans un bol.

Ajoutez les toppings de votre choix et dégustez immédiatement.

ATOUTS BIEN-ÊTRE

- **Antioxydants :** l'açaï et les fruits rouges sont riches en anthocyanes et polyphénols qui protègent les cellules du stress oxydatif, améliorant la vitalité et l'énergie globale.
- **Fibres :** les graines de chia, les fruits et le granola fournissent une bonne dose de fibres, améliorant la digestion et maintenant la stabilité du taux de sucre sanguin, essentielle pour éviter les baisses d'énergie.
- **Magnésium :** les noix de cajou et les graines de chanvre apportent du magnésium, indispensable pour le sommeil réparateur, la gestion du stress et la réduction des symptômes de la ménopause.
- **Acides gras oméga 3 :** les graines de chia et de chanvre apportent des oméga 3 qui soutiennent la santé hormonale et diminuent l'inflammation.
- **Protéines végétales :** les graines de chanvre et les noix de cajou fournissent des protéines végétales qui aident à maintenir la masse musculaire et l'énergie.

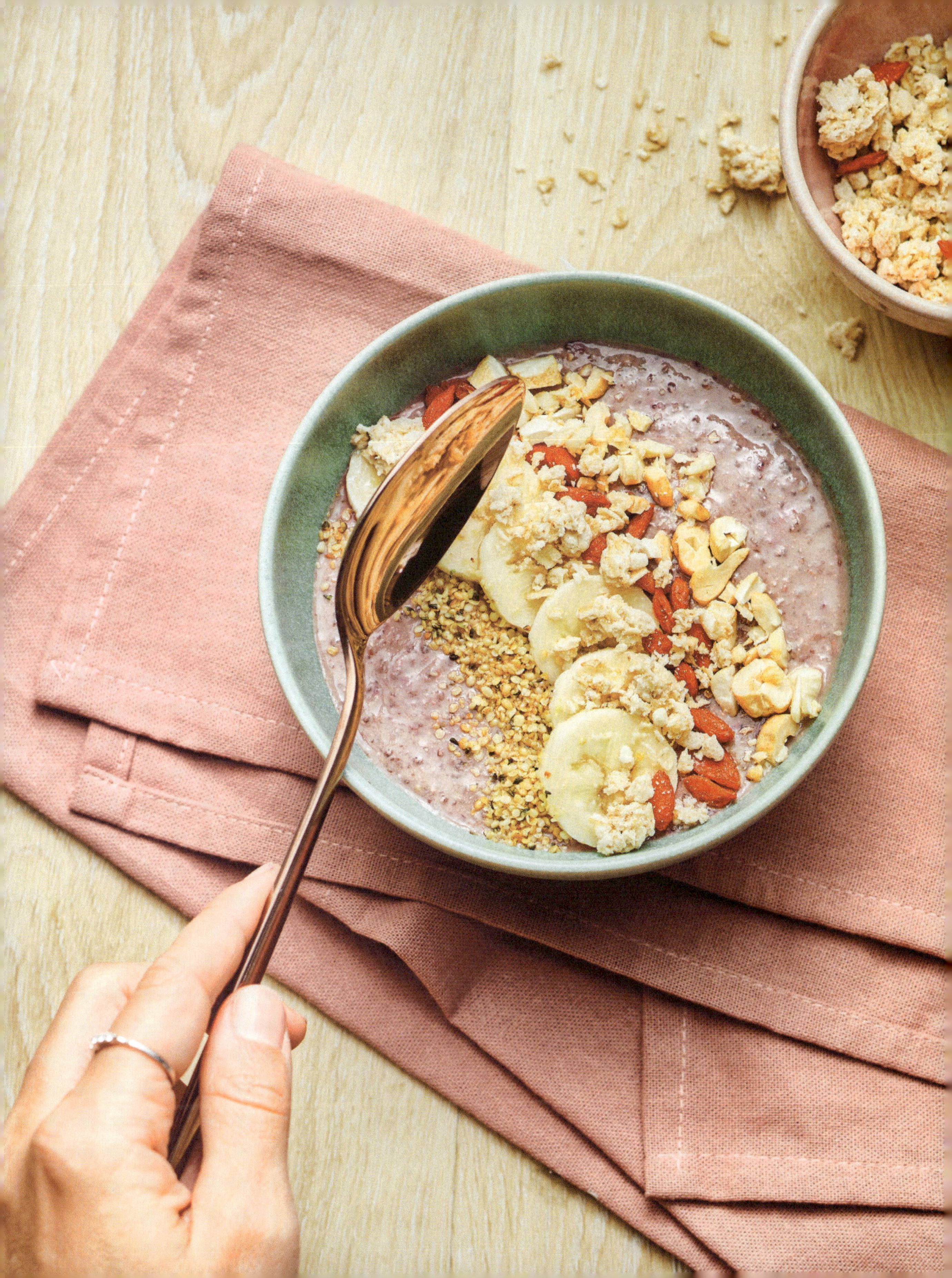

Smoothie *aux fruits rouges et à l'avocat*

Pour 1 personne
Préparation : 5 min

1 avocat mûr

150 g de fruits rouges frais ou surgelés

1 banane

200 ml de lait végétal (amande, coco ou avoine)

1 cuil. à soupe de graines de chia

RECETTE

Coupez l'avocat en deux, retirez le noyau et récupérez la chair. Mettez-la dans un blender et ajoutez les fruits rouges, la banane pelée, le lait et les graines de chia. Mixez jusqu'à obtenir une texture lisse et crémeuse.

Versez dans un verre et dégustez sans attendre.

ATOUTS BIEN-ÊTRE

- **Antioxydants :** les fruits rouges sont riches en antioxydants qui aident à combattre le stress oxydatif et à maintenir la vitalité. Ils soutiennent également la santé cardiovasculaire et la mémoire.
- **Fibres :** les graines de chia et la banane fournissent des fibres, aidant à la digestion et à la régulation du taux de sucre sanguin, ce qui contribue à une énergie stable tout au long de la journée.
- **Graisses saines :** l'avocat et les graines de chia sont riches en acides gras oméga 3 et en graisses saines, essentiels à une peau souple et à une bonne santé hormonale.
- **Magnésium :** les graines de chia et l'avocat apportent du magnésium, important pour le sommeil réparateur ainsi que la gestion du stress et de l'humeur.
- **Potassium :** l'avocat et la banane sont de bonnes sources de potassium, ils aident à réguler l'équilibre hydrique et à maintenir une pression artérielle saine, contribuant à une meilleure vitalité.

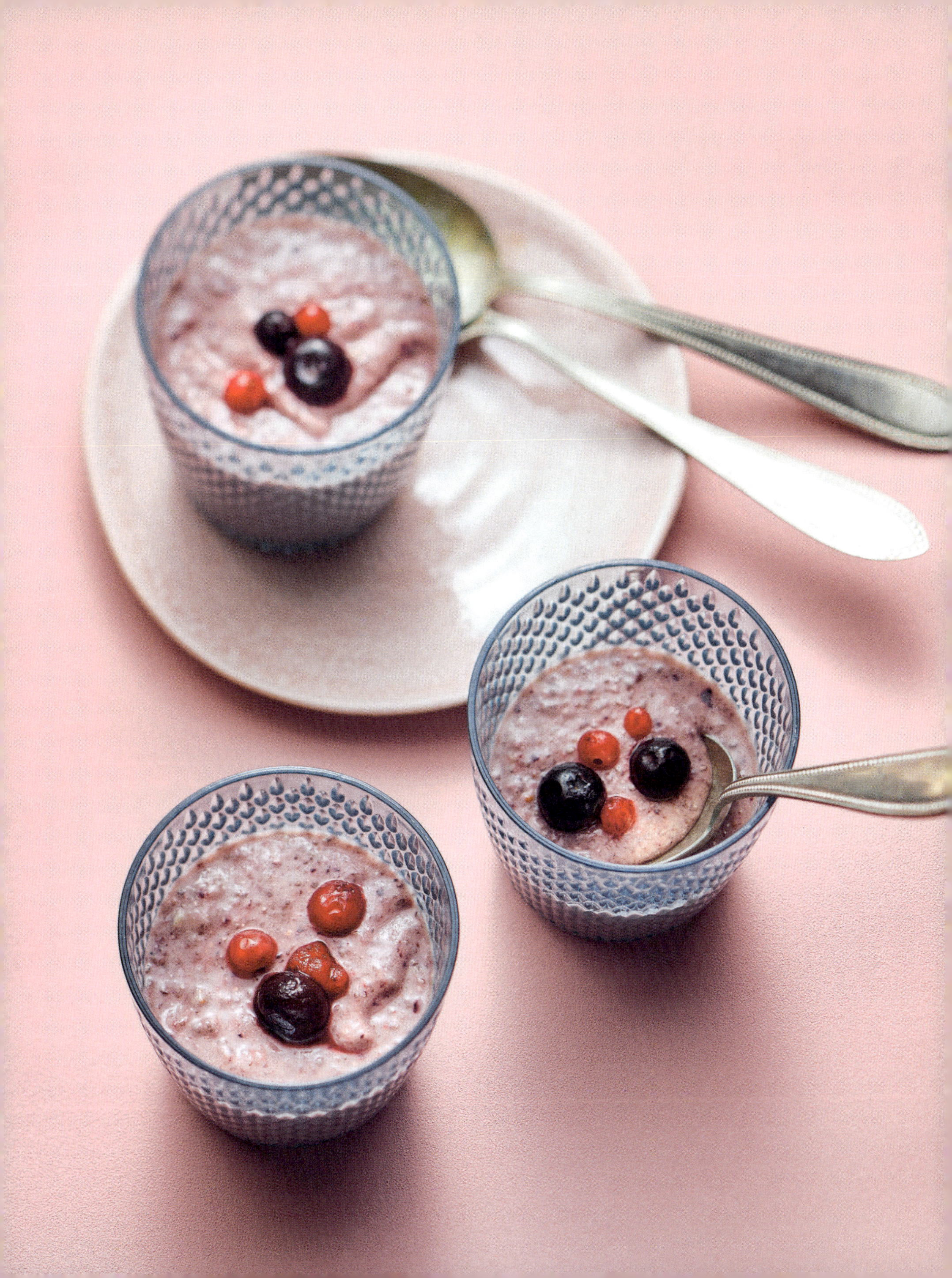

Table *des matières*

Index *des produits*

Index *des recettes*

Direction : **Didier Férat**
Direction éditoriale : **Fanny Ecochard-Martin**
Édition : **Diane Monserat**
Corrections : **Marie Minuit**
Relecture : **Camille Weibel**
Graphisme et mise en pages : **Julia Philipps & Marina Delranc**
Photogravure : **Chromostyle**
Fabrication : **Laurence Duboscq**

Portrait p. 4 : **Anaïs Darnay**

92, avenue de France, 75013 Paris, France
serviceclients@lisez.com

ISBN : 978-2-263-18950-0
Code éditeur : L18950/01
Dépôt légal : février 2025
Imprimé en France par Pollina - 500443